EDITION AESCULAP

Dr. Christian August Becker
Frank-Daniel Schulten

DIE TRADITIONELLE HOLUNDER-APOTHEKE BAND 1:

Die Grundrezepte

Die Originalausgabe erschien zu Leipzig (Verlag C. W. Polet) o. J. (ca. 1855) unter dem Titel „*Arnika und Armagnak, Hollunder, Kamille, Electricität und Magnetismus, die wichtigsten Heilmittel bei fast allen äussern und innern Krankheiten der Menschen und Hausthiere (…) von Dr. Becker*". Der hier abgedruckte Teil findet sich dort auf den Seiten 60-98.

Lektorat und sprachliche Überarbeitung des Ursprungstextes sowie alle Anmerkungen:
Frank-Daniel Schulten.
1. Auflage, Mai 2017.

www.syltheld.de.
www.schulten-verlag.de.
www.fulcanelli.de.
Druck: BoD GmbH, Norderstedt.
Umschlaggestaltung: Grete C. Söcker, Emden.
Cover: Fotolia. Printed with permission.

Printed in Germany.
ISBN 10: 3-932961-00-7.
ISBN 13: 978-3-932961-0-14.

INHALT

Heute verwendet man die tiefschwarzen Holunderbeeren in erster Linie in Form von Saft und als Konfitüre, oder man mixt Cocktails auf Basis von Holunderblütensirup. Häufig ist man sich dabei der Tatsache überhaupt nicht bewusst, dass man auf diese Weise zugleich ein uraltes Heilmittel zu sich nimmt. Während des gesamten Jahreslaufs ist der Holunder nämlich eine nie versiegende Quelle heilsamer und reinigender Kräfte. Schon sein Name (vermutlich abgeleitet von *hold/heilig*) zeigt an, dass man ihn in früheren Jahrhunderten als eine außergewöhnliche Pflanze betrachtete, der verborgene Kräfte innewohnen. In vorchristlichen Zeiten war es sogar bei Todesstrafe verboten, einen Holunderbaum zu fällen, und noch in den 1950er Jahren weigerten sich englische Bauarbeiter, Holunderbüsche zu schlagen, weil sie den Zorn des Baumgeistes und der *„Hollermutter"*, Frau Holle, fürchteten.

Ein alter deutscher Brauch forderte sogar, dass man vor jedem Holunder, an welchem man vorüberging, den Hut ehrfürchtig zum Gruß zu lüpfen hatte. Einige weitere Traditionen zeugen ebenfalls von dem Nimbus, den dieses Gewächs schon immer umwitterte. Sie finden sich in

Anton von Pergers „*Deutsche Pflanzensagen*“ (Stuttgart & Oehringen 1864, S. 260 ff.)[1], einem Buch, das ungefähr zur selben Zeit erschienen ist wie das hier vorliegende:

„(...) Bis in spätere Zeiten wagte man es nicht, seine Äste abzuschneiden, ohne zuvor niederzuknien, die Hände zu falten und mit Andacht zu sprechen: *'Frau Ellhorn (Holunder) gib mir was von deinem Holz, dann will ich dir von meinem auch was geben, wenn es wächst im Walde.'* Auch in nordischen Ländern glaubt man, dass im Holunder ein geistiges Wesen wohnt, welches sie *Hyldemoer* nennen und auf ganz ähnliche Weise zuvor anrufen, wenn sie etwas vom Strauch abpflücken wollen.

Der Holunder gehörte zu jenen Holzarten, die von den Germanen beim Bestatten ihrer Leichen benutzt wurden. Er hieß der *'Baum des Heilö'*, denn er schützte vor Feuer und Seuchen, vor Verzauberung und allem Bösen. Vor den Stall gepflanzt, bewahrt er das Vieh vor allem Übel. Metallgeschirre, die mit Holunderblättern eingerieben werden, rosten nicht und nehmen kein Gift an. Tische und anderes Holzgerät, das man

[1] Eine kommentierte Neuausgabe ist in Vorbereitung innerhalb der „*Edition Aesculap*“. Das Zitat folgt der von uns überarbeiteten Fassung, die angegebene Seitenzahl ist die der Originalbelegstelle.

mit Holunderblättern wäscht, wird niemals wurmstichig.

Der Schreiner oder Totengräber ging schweigend zum Holunderbusch und schnitt eine Stange ab, um damit das Maß einer Leiche zu nehmen, und der Fuhrmann, der die Leiche zum Friedhof führte, trug statt der Peitsche einen Holunderstock. An einigen Orten am Niederrhein legt man den Toten ein Kreuz von Holunderzweigen in den Sarg, und auf vielen Gottesäckern wurde absichtlich Holunder gepflanzt. Auf dem pittoresken Judenfriedhof zu Prag, welcher der Sage nach schon angelegt wurde, bevor die Slawen nach Böhmen kamen, findet sich überall zwischen den Grabsteinen Holunder, und zwar mit so dicken Stämmen und so knorrigen Wurzeln, dass man sogleich ihr hohes Alter erkennt.

Früher hatte jeder Bauer in seinem Hofraum einen Holunderbusch, unter dem er seine abgeschnittenen Haare und Nägel, seine ausgebrochenen Zähne usw. vergrub, damit ihm niemand durch ihren Missbrauch Kopfweh, Zahnschmerz u. a. anzaubern könne. Auch die Elfen lieben den Holunder, und an manchen Orten pflegte man ihn am ersten Mai oder am Johannistag, wenn die Lichtelfen ihren Umzug halten, besonders zu ehren.

Wer in seinem Schatten schläft, ist vor Schlangen, Mücken und Verzauberung geschützt, denn die Frau Holunder oder Frau Ahlhorn wacht über ihn.

In Kopenhagen steht im *'Stadtviertel der Matrosen'* in jedem Hof ein Holunder, welcher sorgfältig gepflegt wird, denn der Geist des Baumes beschirmt das Haus und hilft den Frauen in Kindesnöten. Der Geist verschwindet, wenn der Baum abstirbt. Ja, es gibt in Dänemark sogar einen Holunder, der in der Dämmerung zuweilen lustwandelt und zu den Fenstern hineinschaut, wenn die Kinder alleine im Zimmer sind.

Der Holunder gilt dem Bauern als vollständige Hausapotheke, denn er nutzt die Blüten, die Frucht, das Mark, die Rinde, den Splint, das Holz und die Wurzel. Schält er den Splint nach oben los, so dient ihm dieser als Brechmittel, zieht er ihn nach unten vom Holz ab, so wirkt er abführend. Wer jemanden heilen will, der an Zahnschmerzen leidet, geht mit einem Messer rückwärts aus der Stube bis zum Holunder und spricht dreimal: *'Liebe Frau Hölter, leiht mir ein Spälter, den bring' ich Euch wieder.'* Dann löst er ein Stück Rinde los, schneidet einen Span aus dem Holz, den er, wieder rückwärts gehend, in die Stube hineinträgt. Nun ritzt der Leidende sein

Zahnfleisch mit dem Span, bis dieser blutig wird, und dann trägt er, abermals rückwärts gehend, den Span zum Holunder zurück, setzt ihn wieder ein und verbindet die Rinde, woraufhin der Zahnschmerz verschwindet.

Auch das Fieber und der Rotlauf (Erisypel) können auf den Holunder übertragen werden, und zwar durch folgende Formel:

Zweig, ich hege dich,
Hollerast, hebe dich auf,
Fieber, nun lass' mich,
Rotlauf, setz' dich drauf.
Ich habe dich einen Tag,
Hab du's nun Jahr und Tag.

Wenn ein Fieberkranker ohne zu sprechen einen Holunderzweig abbricht und in die Erde steckt, so bleibt das Fieber am Zweig haften und hängt sich dann an jeden, der zufällig vorbeikommt. Deshalb soll man nie einen im Boden steckenden Holunderzweig berühren.

Auf einem Zettel, der – in Bocksleder eingenäht – als Mittel gegen Gicht getragen wird, steht Folgendes: *'Gott der Herr ging über Land, da begegneten ihm siebzigerlei Gichter und Gichtinnen. Da sprach der Herr: 'Ihr siebzigerlei Gichter und Gichtinnen, wo wollt ihr hin?' Da sprachen die siebzigerlei Gichter und*

Gichterinnen: 'Wir gehen über das Land und bringen die Menschen um ihre Gesundheit und geraden Glieder.' Da sprach der Herr: 'Ihr sollt zur Hollerstaude gehen, da sollt ihr alle Ästlein abbrechen, lasst nur dem N.N. (Name des Kranken) seine geraden Glieder. Im Namen des Vaters, des Sohnes und des Heiligen Geistes.'

Wer auf einer Kreuzung von fünf Straßen ein Stück Seil fand, das noch eine Schlinge hat, und dies an drei Vormittagen an eine Holunderstaude hängt, kann sich von der Gicht befreien, wenn er dazu spricht: *'Holunder, ich habe die Gicht und du hast sie nicht, nimm sie mir ab, dann hab ich sie auch nicht.'*

Drüsenleiden und sogar die Schwindsucht können mit Hilfe gewisser Zeremonien auf den Holunder übertragen werden. Durch einen dreifachen Holunderschößling wird der Schwund der Glieder geheilt. Gegen die Epilepsie schneidet man neun Scheiben aus einem Holunderschößling, der auf einem Weidenstrunk wuchs, und hängt sie dem Leidenden um den Hals. Gegen Halsweh lässt man die Kinder aus Holunderröhren trinken.

Auf dem Eichsfeld warnt man die Leute, Holunderholz zu verbrennen, weil dadurch alle Hühner im Haus sterben könnten, und im Dorf

Ochtersum sitzt ein unheilverkündendes, gespenstisches Huhn unter einem Holunderbusch.

Judas soll sich an einem Holunderbaum erhängt haben, deshalb heißt auch der auf dem Baum wachsende Pilz 'Judasohr'.

Als das Dorf Immenstede zerstört war, wussten die Leute nicht, wo sie ihren neuen Wohnplatz wählen sollten. Da ließen sie einen Schimmel laufen, der im Osten der Ginselau zu einem Holunderbusch eilte, wo ein schöner, grüner Platz war, auf dem sie dann die Alversdorfer Kirche erbauten.

Bei der Nortorfer Kirche im Schleswig'schen wächst ein Holunderbusch an einer Mauer, von dem die Sage erzählt, dass, wenn er so hoch wird, dass man ein Pferd unter ihm anbinden kann, ein großer Krieg entstände. Es wird dann ein weißer König kommen, der alle anderen Könige besiegt. Er wird sein Pferd an den Holunder binden, und das Blut auf dem Wahlplatz wird bis an die Knöchel reichen. Zur Zeit der Napoleonischen Kriege war dieser Holunderbaum schon so hoch, dass er ans Kirchendach reichte, und man sah dort in der Nacht wundersame Erscheinungen in der Luft, insbesondere zwei Heere. Als im Jahre 1813 wirklich die Feinde kamen und bei Nortorf ein Gefecht stattfand, glaubte man, dass die

Prophezeiung erfüllt werde, besonders weil der König von Dänemark weißes Haar hatte. Als die Feinde von dem Holunder hörten, fällten sie ihn, so dass er nun lange wachsen muss, bis er seine einstige Höhe wieder erreicht.

Auch bei Schneefeld steht ein Holunder, von dem eine ähnliche Sage berichtet. Ebenso wächst an der Kirche bei Süderhastede ein Holunder, zu dem man in der Nacht oft einen König auf einem Grauschimmel reiten sah. Dieser König war es, der den Dithmarschern ihre Freiheit nahm, und auf dem Ditmarscher Haideviert wird einst eine große Schlacht stattfinden.

In der Sage von der Gründung des Stiftes Klosterneuburg wird ebenfalls der Holunder erwähnt: Leopold der Heilige wollte schon seit längerer Zeit einen frommen Bau beginnen, wusste aber nicht, wo. Einst hatte der Wind den Schleier seiner Gemahlin Agnes fortgetragen, und als er diesen nach sieben Jahren während einer Jagd auf einem Holunderstrauch erblickte, hielt er dies für ein Wahrzeichen, dass er an dieser Stelle den Bau durchführen solle.

Man zeigte dort noch vor einigen Jahren ein Stück Holunderholz, welches in der Höhlung eines großen siebenarmigen Leuchters stak, den man in andächtigem Glauben für jenes Gefäß hielt, in welchem die schleiertragende Holunderstaude zum ewigen Andenken aufbewahrt wurde (....)."

Hinter all diesen Bräuchen und der damit verbundenen offenkundigen Wertschätzung steht nicht zuletzt die Erkenntnis, dass die Heilkräfte des Holunders so vielfältig sind, dass man aus ihm eine ganze Hausapotheke herstellen kann, die sich in vielen Fällen sogar als lebensrettend erwiesen hat.

Bereits im siebzehnten Jahrhundert erschien daher ein umfangreiches Buch von Dr. Martin Blochwitz in deutscher Sprache, das sich ausschließlich dieser Thematik widmete: *„Nützliche kleine Hauss-Apotheck darinn enthalten die Beschreibung theils des Hollunders, aus des D. Martini Blochwitij lateinischen Tractat ins Deutsche versetzet (...)"*, Giessen, 1665.[2] Der Verfasser des hier vorliegenden Buches, Dr. Christian August Becker, stützt sich in seinem Werk umfassend auf diesen Text seines Vorgängers. Dabei hat er aber auch zahlreiche eigene Beobachtungen und Erfahrungen mit einfließen lassen. Sie machen seine Schrift zu einem wertvollen Dokument der Erfahrungsheilkunde, das gerade in der heutigen Zeit viele Anregungen bietet. Insbesondere die mannigfal-

---

[2] Eine kommentierte Ausgabe wird als Band 2 *der „Traditionellen Holunderapotheke"* in der *„Edition Aesculap"* erscheinen.

tigen, leicht nachzuarbeitenden Rezepte laden dazu ein, sie für die eigene Gesundheit und den Genuss zu nutzen. Die meisten der so hergestellten Produkte lassen sich ganzjährig aufbewahren, so dass sie als schnelles Hilfsmittel bei vielen Beschwerden jederzeit verfügbar sind. Die Tatsache, dass Dr. Becker sie auch bei schweren Krankheiten (bei denen man auf jeden Fall einen Arzt konsultieren sollte!) erfolgreich gebraucht hat, zeigt sehr deutlich, wie umfassend die Heilkräfte des Holunders sind.

Als interessantes Detail am Rande wird man bei der Lektüre auch feststellen, dass Dr. Becker die unterschiedlichen Holunderprodukte nicht pauschal beispielsweise zur Förderung der Transpiration bzw. generell bei Fiebern anwendet. Vielmehr unterscheidet er sehr differenziert verschiedene Fieberformen und verordnet dabei bestimmte Holundermittel gezielt bei exakt definierten Krankheitsphasen. Eine solche Differenzierung physiologischer Erkrankungsrhythmen ist der heutigen Medizin mit ihrem Fokus auf eher mechanische Abläufe kaum noch bekannt! Hier kann die Rückbesinnung auf die Phytotherapie im Allgemeinen und die Anwendung der auf den folgenden Seiten beschriebenen Naturheilmittel im Besonderen wertvolle Behandlungswege aufzeigen.

Der vorliegende Band enthält die Holunder-Grundrezepte. In dem kommenden zweiten Teil, der aus einer kommentierten Auswahl aus Dr. Martin Blockwitz' „*Holunder-Apotheke*" bestehen wird, werden dann speziellere Zubereitungen beschrieben, so dass beide Teile zusammen einen umfassenden Überblick über die therapeutischen Anwendungen eines der vielseitigsten Heilgewächse unserer Breitengrade bieten.

Über das Leben Dr. Christian August Beckers, des Verfassers dieses ersten Bandes, existieren nur wenige Daten. Er wirkte in den ersten zwei Dritteln des 19. Jahrhunderts, und in seinen Werken zeigt er sich als kundiger Verfechter der Naturmedizin, insbesondere als Doyen der spagyrisch-alchemistischen Heilkunde paracelsischer Prägung. Auf dem Titelblatt eines seiner Bücher wird er 1867 als „*Kreisphysikus a. D., Geheimer Sanitätsrat, Ritter des K. Kronenordens III. Klasse, des Eisernen Kreuzes II. Klasse und des russischen St. Georgenordens V. Klasse*" vorgestellt. Darüber hinaus gründete er zu Erfurt am 8. Juni 1842 zusammen mit Regierungsrat Wilhelm Horn einen „Naturwissenschaftlichen Verein".

Einen Nachruhm, der bis in die heutige Zeit andauert, erwarb sich Dr. Becker durch seine Schrift über das Aceton. In diesem Lösungsmittel – sofern es auf bestimmte Weise zubereitet wird

– glaubte er eine geheimnisumwitterte Substanz entdeckt zu haben, die für die Herstellung der wirkmächtigsten spagyrischen Heilmittel unabdingbar ist: den sogenannten *„Weingeist der Adepten“*, dessen Herstellung im alten Schrifttum stets verschleiert wurde.

Zwar ist diese Gleichsetzung leider nicht zutreffend, wie bereits der deutsche Spagyriker Alexander von Bernus (1880-1965) detailliert nachgewiesen hat. Trotzdem kann man Beckers Schaffen als wichtiges, vielleicht sogar als zentrales Bindeglied betrachten zwischen der älteren hermetischen Heilkunde und ihren modernen Strömungen im 20. und 21. Jahrhundert. Eines war Dr. Becker auf jeden Fall: der Bewahrer und Vermittler uralten, traditionellen Heilwissens. Zu seiner Wiederentdeckung – und vor allen Dingen zu seiner Nutzung – lädt auch das vorliegende Buch ein.

Dipl.-Psych. Frank-Daniel Schulten,
März 2017, zur Holundersprossen-Erntezeit.

Dr. Christian August Becker: Bibliographie

Der mineralische Magnetismus und seine Anwendung in der Heilkunst, Mühlhausen (Heinrichshofen), 1829.

Bemerkungen über die Cholera nach zehntägiger Beobachtung der Krankheit in Magdeburg: Ein Sendschreiben an Dr. Tilesius v. T. [d. i. Wilhelm Gottlieb Tilesius von Tilenau] *in Leipzig*, Leipzig (Kollmann), 1831.

Beiträge zur Würdigung der Homöopathie von Christian August Becker und Graeger [d. i. Johann Nicolaus Graeger], Mühlausen, 1833.

Homöopathische Studien, Leipzig (Dyk), 1839.

Das Geheimmittel des Paracelsus gegen den Stein, Mühlhausen (F. Heinrichshofen), 1842.

Die Cholera durch richtige Wasseranwendung heilbar, Magdeburg (Quednow), 1850.

Die Cholera, ihre Ursachen und ihre Heilung durch Wasser, Cöthen (Schettler), 1853.

Das Aceton (Acetonol), der geheime Weingeist der Adepten, Spiritus Vini Lulliani s. philosophici, und seine medicinische Anwendung für Chemiker und Aerzte, Bearbeitet von Dr. Christian August Becker (…) Mühlhausen i/Th. (Heinrichshofen), 1867.

Der Boracit, das Geheimmittel des Paracelsus gegen den Stein (…) vermehrt mit einer praktischen Abhandlung über die Anwendung des Boracitsalmiaks und der borcitronensauren Magnesia gegen Nierenstein, Harngries, Steinschmerzen, Bluthamen und Blasencatarrh, Mühlhausen (Heinrichshofen'sche Buchhandlung, H. Lichtenberg), 1868.

Arnika und Armagnak, Hollunder, Kamille, Electricität und Magnetismus, die wichtigsten Heilmittel bei fast allen äussern u. innern Krankheiten des Menschen und der Hausthiere von Dr. Becker, Leipzig (C. W. Polet), o. J. [d. i. 1855].

Zu dieser Ausgabe

Diese Neuausgabe wurde von der Frakturschrift des Originals in eine moderne Schrifttype übertragen. Abkürzungen wurden aufgelöst; die Orthographie, Satzstellung, Interpunktion und Grammatik wurden behutsam überarbeitet und den heutigen Gepflogenheiten angepasst. So wurden beispielsweise Wörter, die noch mit „th“ geschrieben wurden (Theil), ohne ein solches gesetzt (Teil); „Uebel“ wurde zu „Übel“; „ward“ zu „wurde“ etc. Wo es zu einem besseren Verständnis beiträgt, wurden antiquierte Ausdrücke und Formulierungen, alte Maßeinheiten sowie veraltete Krankheitsbegriffe durch heute geläufigere ersetzt, ohne dass dies im Einzelnen kenntlich gemacht wurde. Es wurde dabei stets darauf geachtet, den Charakter des Originals zu erhalten. An einigen Stellen wurden die Mengenangaben bei Rezepten so reduziert, dass sie für den heutigen Hausgebrauch praktikabler sind.

Wichtiger Hinweis:

Das vorliegende Buch wurde sorgfältig erarbeitet. Dennoch erfolgen alle Angaben ohne Gewähr. Autoren und Verlag bzw. dessen Beauftragte können für eventuelle Personen- Sach- Gesundheits- oder Vermögensschäden keine Haftung übernehmen. Die hier gegebenen Angaben verstehen sich ausschließlich als Überblick über aktuelle und historische wissenschaftliche Forschungsergebnisse und sind als Information für Interessierte und zur Weiterbildung gedacht. Es handelt sich dabei um keinerlei medizinische und therapeutische Empfehlungen, und sie sollen keinesfalls ärztlichen Rat und Hilfe ersetzen. Bei allen auftretenden Beschwerden sollte man stets einen Arzt oder Heilpraktiker konsultieren.

Der Holunder

Der Holunderbaum ist so allgemein bekannt, dass eine nähere Beschreibung hier überflüssig ist. Es ist lediglich anzumerken, dass die Exemplare, die an trockenen und sonnigen Orten und in gutem Erdreich wachsen, viel heilkräftiger sind als jene, die man an feuchten, sumpfigen und schattigen Orten oder auf dürrem, magerem und sandigem Boden findet. Auch ist beim Sammeln der Blüten darauf zu achten, dass man nur solche nimmt, welche auf rötlichen Stielen wachsen, nicht aber, wie gewöhnlich, solche, die auf grünen Stielen hängen. Erstere sind nämlich weitaus kräftiger, letztere dagegen eher wässrig.

Von der Heilkraft des Holunders zeugt schon (außer der dunkelgrünen Farbe seiner Blätter) der betäubende Geruch, den er verströmt. Auch sind einzelne Teile des Baumes verschiedenen Tieren sehr unangenehm und sogar tödlich für sie. Letzteres ist z. B. bei Hühnern und Pfauen der Fall, wenn sie die Beeren fressen.

Daher kann man auch Kohlbeete und Obstbäume gegen Raupen schützen, welche vertrieben werden, wenn man Holunderzweige in die

Beete steckt bzw. an den befallenen Bäumen aufhängt. Ebenfalls weichen die Maulwürfe, wenn man Holunderzweige in ihre Gänge und Löcher steckt. Vielen Vögeln dagegen sind die Beeren sehr angenehm, weshalb man sie auch als Lockfutter benutzt.

Die Wirkung der einzelnen Teile des Holunders äußert sich besonders durch eine vermehrte Aktivität von Haut und Nieren sowie des Darmkanals.

Die Holunderblüten und der -saft vermehren in erster Linie die Ausscheidungstätigkeit der Haut. Die Blätter, die mittlere grüne Rinde und die Samenkerne wirken dagegen auf den Stuhlgang und treiben den Harn. Ebenso dienen sie auch gegen örtliche äußerliche Beschwerden und Verletzungen. In solchen Fällen ist jedoch in der Regel die Anwendung der Arnikatinktur vorzuziehen.

Von den verschiedenen Teilen des Holunders, welche man gegen Krankheiten anwendet

Die jungen Holundersprossen

Sie gelten in manchen Gegenden als allgemeines Ausleitungs- und Blutreinigungsmittel, indem man sich daraus mit Öl und Essig einen Salat zubereitet. Oder man kocht sie wie Kohl und genießt sie in dieser Form als Frühjahrskur. Allerdings sollten diese Speisen nicht im Übermaß genossen werden, weil sie sonst heftiges Erbrechen und Durchfall auslösen können. Dagegen lösen diese Nahrungsmittel, in geringer Menge genossen, die Verschleimungen und Schlacken im Darmkanal allmählich auf und leiten sie aus.

Der Gebrauch des Holunders ist hier ein sehr angenehmes Mittel, weil er nicht die heftigen Wirkungen einer chemischen Arznei besitzt und längere Zeit ohne Gefahr angewendet werden kann, um im Frühjahr die zähen, stockenden Säfte aufzulösen und sie durch den Stuhl und den Urin auszuleiten.

Natürlich ist im Winter ein großer Teil der Menschen gezwungen, Lebensmittel zu genießen, die bloß durch Konservierung in einem Zustand erhalten werden, welcher der Gesundheit nicht schadet, wie z. B. eingemachte Kohl- und Krautsorten, Hülsenfrüchte, Rüben, gesalzenes und geräuchertes Fleisch, welche zwar bei guten Verdauungskräften noch verarbeitet werden können, indessen doch im Darmkanal viel Schleim und unverdaute Schlacken hinterlassen.

Ja, sogar das Blut erhält durch diese Art der Nahrung eine dickere, schleimigere und schärfere Beschaffenheit als im Sommer, wo frisches Gemüse dem Blut, dieser Quelle des Lebens, immer neue und frische Vitalstoffe zuführt.

Auch für die verschiedenen Tierarten ist in dieser Hinsicht von der Natur gesorgt worden, denn kaum hat im Frühjahr die Sonne den Schnee geschmolzen und eine wärmere Luft die Feuchtigkeit der Erde getrocknet, so entsprießen den Wiesen zahlreiche der besonders den Schafen nützlichen, sonst auch in den Apotheken vorrätigen Hungerblumen (Draba verna L.), ohne welche der Landmann in jedem Frühjahr einen bedeutenden Teil seiner Schafherden verlieren würde.

Diese unscheinbare Pflanze enthält nämlich einen scharfen, bitteren und salzigen Inhaltsstoff, welcher dafür sorgt, die durch den langen Aufenthalt im dumpfen Stall scharf gewordenen Körpersäfte der Schafe zu reinigen und ihre Verdauungsorgane, die durch das trockene Futter gelähmt und geschwächt worden sind, zu stärken und zur Verdauung des nun bald hervorsprießenden saftigen jungen Grases fähig zu machen. Ohne dieses Blümchen würden die Schafherden sich bald faul fressen oder an tödlichem Durchfall erkranken.

Man kann auch sehr leicht von den heilsamen Wirkungen der Holundersprossen profitieren, ohne sich ihren Nachteilen auszusetzen, wenn man sie nicht pur, sondern in Verbindung mit anderen Salatkräutern genießt. Dazu eignen sich besonders die Bachbunge (*Veronica Beccabunga*) sowie die Brunnenkresse (*Nasturtium offic.*), denen man einen kleinen Teil Holundersprossen zusetzt und die man mit einem Essig-Öl-Dressing anmacht.

Personen von schwächlicher Konstitution und mit schwachen Verdauungskräften, denen wegen des Essigs der häufige Genuss von Salat nachteilig ist, sollten besser die jungen Holundersprossen nur gekocht genießen, wodurch schon ein Teil ihrer Schärfe zerstört wird.

Man kann die Sprossen zusammen mit Brunnenkresse, Spinat und Gundermann (*Glechoma hederacea*) kochen, wodurch man ein ebenso wohlschmeckendes wie gesundes und leicht verdauliches Gemüse erhält, welches man mehrmals wöchentlich genießen kann. Durch das Kochen nämlich verlieren die Holundersprossen ihre erbrechenerregende Kraft, wirken aber nach wie vor sehr auflösend auf die Verschleimungen und die Verschlackungen im Darmkanal, welche dann bei dem häufigen Genuss dieser Speise in großer Menge ausgeschieden werden.

Der aus den frischen Sprossen gepresste Saft, den man früher häufig anwandte, ist zu stark reizend. Das gilt auch für die aus den frischen Sprossen bereitete Konserve, die man früher herstellte, um die Kräfte der Sprossen ein Jahr lang ganz frisch und konzentriert zu erhalten. Trotzdem wollen wir ihre Zubereitung gleich beschreiben, weil es Fälle geben kann, in denen man auch im Winter dieses so heilkräftige Mittel (in geringen Dosen) benutzen möchte.

Zahlreiche langwierige und kostspielige Frühjahrs- und Detox-Kuren oder auch Badereisen könnten durch den Gebrauch des ebenso einfachen wie kostenlosen Entschlackungsmittels der Holundersprossen entbehrlich gemacht werden!

Holundersprossenkonserve (Nr. 1)

Man zerschneidet 500 Gramm ganz zarte und frische Sprossen so klein wie möglich und vermischt sie mit 100 Gramm feinem, zu Pulver gestoßenem Zucker[3]. Diese Mischung vermengt man auf kleiner Flamme mit einem hölzernen Stampfer und setzt sie dann 8 Tage lang in einem verschlossenen Gefäß den Sonnenstrahlen oder der Heizungswärme aus. Danach bewahrt man die Konserve in Glasgefäßen an einem kühlen und trockenen Ort auf.

Man kann auch die jungen Sprossen mit Wein extrahieren und diesen als *Blutreinigungsmittel* gebrauchen. Man muss aber aufpassen, dass man den Auszug nicht zu stark macht oder zuviel davon genießt. Mit Zucker vermischt, bildet dieser Wein ein viel wirksameres Entschlackungsmittel als der sogenannte „Maitrank", der meistens kaum mehr als eine Kitzelung des Gaumens hervorruft. Diesen Wein bereitet man wie folgt:

Wein aus Holundersprossen (Nr. 2)

Nimm 15 Gramm kleingeschnittene Holundersprossen, gieße darauf 1 Liter Frankenwein, lasse ihn 4 Tage in der Wärme stehen und gieße die Flüssigkeit dann ab. Man trinkt davon täglich morgens ein halbes oder ganzes Weinglas voll.

[3] Man kann die Zuckermenge bedenkenlos erhöhen. Ein Verhältnis von 1:1 hat sich im Hinblick auf die Haltbarkeit als optimal erwiesen. (Anm. Frank-Daniel Schulten).

Die frischen Holunderblätter dienen besonders zum äußerlichen Gebrauch. So legt man sie zerquetscht auf Stellen, an denen man sich mit Brennnesseln verbrannt hat. Ebenso dienen sie gegen *Sonnenbrand*, gegen *leichte Verbrennungen* durch Feuer und gegen den Schmerz und die Geschwulst der *Bienen- und Wespenstiche.* (Hier ist auch Arnika sehr wirksam.)

Sie stillen außerdem *Gichtschmerzen* und Schmerzen bei einem *Erysipel* (Wundrose). Legt man frisch zerquetschte Holunderblätter auf Geschwülste durch Wasseransammlungen *(Ödeme)*, so lösen sie diese durch Erzeugen eines reichlichen Schweißes wieder auf.

Gegen alte *Geschwüre an den Füßen*, besonders wenn sie mit starker Schwellung verbunden sind und keinen normalen Eiter, sondern eine stinkende, jauchige Flüssigkeit von sich geben, sind sie mit großem Nutzen zu gebrauchen.

Bei solchen Geschwüren verursachen die frisch gequetschten Holunderblätter in manchen Fällen einen zu starken Reiz und dadurch eine Vermehrung der Geschwulst und der Schmerzen. Beides vergeht aber nach wenigen Tagen, und die Geschwulst löst sich auf, nachdem eine große Menge einer scharfen, wässrigen Feuchtigkeit ausgeflossen ist.

Von den in Milch gekochten frischen Blättern macht man einen Umschlag für entzündete und schmerzhafte *Hämorrhoidenknoten*, was fast augenblicklich Linderung verschafft.

Aus dem Saft der frischen Blätter bereitet man die folgende Heilsalbe zu, die bei *Verbrennungen* und anderen *Verletzungen und Wunden*, die in Eiterung übergehen, mit großem Erfolg gebraucht wird:

Heilsalbe
(Nr. 3)

Nimm:

- den Saft von jungen Holunderblättern 30 Gramm,
- die grüne innere Schale von Holunderzweigen, klein geschnitten und gequetscht 45 Gramm,
- frisches Leinöl 90 Gramm,
- frisches Schweineschmalz (oder Lanolin) 30 Gramm,
- Bienenwachs 45 Gramm.

Man lässt die Rinde vier Tage lang im Leinöl in der Wärme ziehen und presst sie dann durch ein Tuch. Zu dem geschmolzenen Wachs und Schmalz gibt man nun das ausgepresste Leinöl nebst dem Saft zu und kocht die Mischung zu einer Salbe, bis die Feuchtigkeit verdampft ist.

II.
Von der grünen Rinde des Holunders

Sie liegt unter der äußeren silbergrauen Rinde der Äste und ist Grundlage mancherlei Heilmittel. Da sie dieselben auflösenden und Erbrechen erregenden Kräfte enthält wie auch die Holundersprossen und ebenso den Stuhl und Harn treibt, muss man mit ihrer Anwendung ebenso behutsam verfahren. Daher ist diese Rinde nicht zum innerlichen Gebrauch zu empfehlen.

Heilöl
(Nr. 4)

Äußerlich jedoch, mit Leinöl (60 Gramm Rinde auf 1 Pfund Leinöl) gekocht, ist sie ein gutes Mittel gegen *Eiterungen, Verbrennungen und gequetschte Wunden.* Lauwarm eingerieben hilft dieses Öl gegen Frostbeulen.

Ebenso sind die grüne Rinde (wie auch die frischen Blätter) ein sehr gutes Mittel gegen

Wanzen, wenn man die gequetschten Blätter oder die Rinde in die Fugen und Ritzen einreibt, wo die Wanzen stecken.

III.
Von den Holunderblüten

Am allgemein bekanntesten ist die Anwendung der Holunderblüten, weshalb man sie auch gewöhnlich in jedem Haushalt findet, und sie sollten auch tatsächlich in keinem fehlen! Während die Holundersprossen eine ausleitende, Erbrechen erregende und abführende Kraft entfalten, so ist in den Blüten in erster Linie die *beruhigende, krampfstillende und schweißtreibende Wirkung* des Holunders zu finden.

Um aber diese Kräfte möglichst ungeschwächt in den Blüten zu konservieren, muss man bei ihrem Trocknen sorgfältig zu Werke gehen. Wie schon oben erwähnt, nehme man nur die Blüten von Büschen mit rötlichen Stielen, oder man wähle wenigstens solche Holunderbüsche aus, die an freien, luftigen und sonnigen Orten wachsen.

Außerdem sammle man die Blüten nur an trockenen, heiteren Tagen, ehe noch die Sonne darauf scheint, wenn noch nicht alle einzelnen Blüten aufgeblüht sind. Das Trocknen geschieht an einem luftigen, aber nicht von der Sonne beschienenen Ort, am besten auf Papier oder auf einem umgekehrten Sieb, damit sie recht luftig liegen.

Man wendet die Blüten täglich ein- oder mehrere Male um und bewahrt sie, nachdem sie hinlänglich trocken sind, in einer gut verschlossenen Schachtel an einem trockenen Ort auf. Das Trocknen wird sehr befördert, wenn man gleich nach dem Pflücken die gröberen Stiele davon abschneidet, da diese nicht nur schwerer trocknen, sondern auch den davon gemachten Tees einen herben, bitteren und kratzigen Geschmack geben.

Den Tee bereitet man durch das Übergießen von etwa 7,5 Gramm stiellosen Blüten mit 500 ml siedenden Wassers zu. Man lässt dann das Ganze eine Zeitlang an einem warmen Ort stehen und trinkt dann den Tee lauwarm tassenweise, nach Belieben mit Zucker oder Milch vermischt. Man darf jedoch die Teekanne nicht an einen zu warmen Ort stellen (z. B. auf ein Stövchen), wo die Flüssigkeit einkochen kann, weil der Tee dadurch seine flüchtigen Teile und seine beruhigenden Kräfte verliert. Er wirkt dann erhitzend und kann Angst und Wallungen erzeugen und auch einen starken, erschöpfenden Schweiß hervorbringen.

Die *schlaffördernde Kraft*, welche die frischen Holunderblüten besitzen, befindet sich zum Teil auch in einem gut zubereiteten Holundertee, und darauf beruhen auch dessen beruhigende, schmerzstillende Kräfte. Daher wirkt er auch bei *Gicht- und rheumatischen Schmerzen, bei Ohr- und Zahnschmerzen, bei Krämpfen, Angstzuständen und Nervosität* so wohltätig.

Er wird auch deshalb bei *verdorbenem und erkältetem Magen, bei Verstopfungen, Koliken und Darmschmerzen* angewendet, wo er zugleich auflösend und abführend wirkt. Auch bei *Krämpfen und Schmerzen vor und während der Menstruation* leistet er gute Dienste.

Der Tee von frischen Blüten wirkt in erster Linie auf den Darmkanal und führt gelinde ab. Gut getrocknete Blüten aber behalten einen Teil dieser abführenden Kraft und sind daher auch auflösend und *blähungslindernd*, besonders wenn Krämpfe in den Därmen dabei vorherrschend sind. Hierbei kann man sie der Kamille sogar vorziehen. Auch kann man beide Blüten (Holunder und Kamille) zu gleichen Teilen als Tee vermischt gebrauchen.

Der Tee von getrockneten Blüten wirkt dagegen eher schleimlösend in der Brust und befördert zudem die Ausdünstung durch Schwitzen. Er dient daher bei *Husten und Brustverschleimung*, die sich nicht lösen will. Bei unterdrücktem Auswurf und Stickhusten gibt es kein besseres und schnelleres Mittel, als wenn man diese warmen Teedämpfe durch Mund und Nase einatmet, besonders wenn man dem Tee noch etwas Holunder- oder normalen Essig zusetzt.

Der Tee hilft außerdem, wenn ein *Fieber* seinen Höhepunkt erreicht hat und Schweiß und Urin vermehrt ausgeschieden werden. Er wirkt ebenfalls bei Masern und bei einem Erysipel, das nicht ausbrechen will oder schon am Abklingen ist. Auch bei *Erkältungen* ist er ein ebenso sicheres wie wohlbekanntes Mittel.

Holundertee unterscheidet sich positiv von anderen schweißtreibenden Mitteln dadurch, dass er die Haut anfeuchtet und geschmeidig macht, während andere schweißtreibende Arzneien sie straff und spröde machen. Dieser Eigenschaft hat er seine beruhigende und krampfstillende Kraft zu verdanken.

Holunderkonserve
(Nr. 5)

Man bereitet auch aus den frischen Blüten mit Zusatz von Zucker eine Holunderkonserve ganz auf dieselbe Art und Weise zu, wie dies bei **Nr. 1** angegeben ist, und man kann so die Kräfte der frischen Blüten lange Zeit hindurch erhalten.

Holunderblütensirup (Nr. 6)

Außerdem bereitet man einen Holunderblütensirup zu, indem man 100 Gramm frische, abgezupfte Holunderblüten in 600 Gramm warmem Wasser einweichen lässt. Anschließend löst man in 500 Gramm der durchgeseihten Flüssigkeit etwa 700 Gramm Zucker auf und kocht die Mischung nun bis zur Sirupdicke ein.

Man bewahrt den Sirup dann in gut verkorkten Flaschen in einem trockenen Keller auf. Statt des Zuckers kann man auch die gleiche Menge Honig verwenden.

Holunderessig (Nr. 7)

Man nimmt ½ Pfund frische oder halbgewelkte Holunderblüten, die man von den großen Stielen befreit hat und gießt 2 Pfund starken Weinessig darauf. Diese Mischung lässt man einige Tage in einer gut verstopften gläsernen Flasche an der Sonne stehen, bis der Essig die Blüten ausgezogen hat. Danach gießt man die Flüssigkeit von den festen Bestandteilen ab und hebt das fertige Produkt zum Gebrauch auf. Damit der Essig sich besser hält, kann man anschließend noch 1/20 Teil guten Branntwein zusetzen.

Dieser Essig ist ein vortreffliches belebendes Mittel, wenn man *Ohnmächtigen* 30 bis 40 Tropfen davon auf Zucker oder mit Wasser vermischt eingibt.

Auch lässt man *Ohnmächtige* daran riechen und reibt ihre Schläfen damit ein. Mit Wasser und Zucker vermischt, gibt er ein sehr labendes, durst- und *fieberstillendes* Getränk.

Bei *Halsentzündungen* mischt man diesen Essig unter das Gurgelwasser. Bei hartnäckigen *Brustverschleimungen* vermengt man ihn mit warmem Holundertee und atmet die Dämpfe davon ein. Zusätzlich legt man Schwämme, die man mit warmem Wasser und mit diesem Essig getränkt hat, auf Brust und Hals.

Äußerlich dient dieser Essig als vorzügliches, zerteilendes Mittel bei *Blutergüssen* von Quetschungen. Er hilft ebenfalls bei Blutungen von *Schnittwunden* sowie bei heftigem *Nasenbluten*.

Die beginnende *Nagelbettentzündung* (Panaritium) zerteilt man, wenn man den kranken Finger in warmen Holunderessig hält. Ebenso dient der Essig als Umschlag gegen beginnende *Kniegeschwulste.* (Hier wird in vielen Fällen jedoch die Arnikatinktur noch besser wirken.[4])

Als Speisewürze verwendet, vermehrt der Holunderessig den Appetit.

Ein sehr angenehmes Mittel ist auch:

Saurer Holundersirup
(Nr. 8)

Man nimmt reines Quellwasser 3 Pfund, löst darin unter gelindem Kochen 2 ½ Pfund Zucker oder Honig auf und kocht die Mischung unter beständigem Abschäumen bis auf die Hälfte ein. Danach fügt man 1 ½ Pfund Holunderessig zu.

Man lässt diese Mischung nun allmählich bis zur Sirupdicke einkochen und kann noch, um ihn zu aromatisieren, am Ende des Kochens 30 Gramm grob gepulverten Zimt locker in eine Leinwand gebunden, einige Male damit aufkochen lassen. Der erkaltete Sirup wird in gut

---

[4] Siehe: Dr. Christian August Becker/Frank-Daniel Schulten: „*Dr. Beckers traditionelle Arnika-Apotheke*". (Erscheint 2017 in der *Edition Aesculap*).

verschlossenen Flaschen aufbewahrt, und man kann ihn teelöffelweise entweder pur einnehmen oder ihn einem Getränk beimischen.

Bei allen *Fiebern*, besonders wenn sie mit Husten und Verschleimung verbunden sind, ist dieser Sirup ein sehr angenehmes und stärkendes Getränk, wenn man einen oder zwei Esslöffel davon in einem Liter Gerstenwasser auflöst.

Das Gerstenwasser wird zubereitet, indem man zwei Hände voll reiner Gerste mit etwas Wasser so lange kochen lässt, bis die Körner platzen. Man seiht dann das Wasser ab.

Holunder-Sauerhonig
(Nr. 9)

Man nimmt:
abgeschäumten Honig 1 Pfund,
Holunderessig 2 Pfund,

kocht diese Mischung bei gelindem Feuer bis zur Sirupdicke ein und verwahrt sie zum Gebrauch. Die Anwendung ist dieselbe wie beim **Holundersirup (Nr. 6)**.

Holunderblüten-Wein (Nr. 10)

Eine beliebige Menge getrocknete Holunderblüten, die man von den großen Stielen befreit hat, bindet man ganz locker in eine Leinwand (mit einigen Steinen, damit das Säckchen nicht oben im Fass schwimmt), und tut es in ein Fässchen oder einen Gärballon mit Most, den man nun gären lässt. (Man kann ½- bis 1 Pfund Blüten auf ½ Eimer Most nehmen.)

Der Most bekommt davon einen Muskatellergeschmack und -geruch. Ebenso geben auch die Holunderblüten ein sicheres Mittel ab, um matten, korkigen und stumpfen Wein wieder aufzufrischen und seinen Geschmack wiederherzustellen, indem man eine Portion frische Blüten, in ein Säckchen gebunden, in den stumpfen Wein hängt.

Die Engländer bereiten einen Holunderblütenwein auf folgende Art:

6 Pfund feiner, weißer Zucker und 3 Pfund kleingehackte Rosinen werden 1 Stunde lang in 13 ½ Liter Quellwasser gesotten. Nach dem Abkühlen werden 2 ¼ Liter Holunderblüten, die man kurz vor dem Abfallen gepflückt hat, hineingetan. Am folgenden Tag wird noch der Saft

von 1 ½ Zitronen und 2 Esslöffel gute Weinhefe zugefügt, das Ganze 2 Tage zugedeckt stehengelassen und dann in ein Fass oder einen Gärballon filtriert.

Dieser Mischung werden noch 3 ½ Liter Rheinwein zugefügt. Der Spund wird während der ersten 14 Tage nur locker aufgesteckt. Danach wird das Fass fest zugespundet. Man lässt es nun 6 Monate an einem trockenen, kühlen Ort ruhig liegen. Der Wein, wenn er schließlich klar ist, wird in nun in Flaschen gefüllt.

Eine andere Methode:

9 Pfund weißer Zucker wird in 13 ½ Liter Wasser mit dem steifgeschlagenen Eiweiß von 1 Ei gekocht. Während des Kochens wird fleißig abgeschäumt, und anschließend werden 2 ¼ Liter Holunderblüten zugesetzt. Nun wird die Mischung vom Feuer genommen, und man lässt sie erkalten. Anschließend werden 3 Esslöffel Zitronensaft, 2 ½ Esslöffel Weinhefe und 3 Pfund gute Rosinen zugesetzt. Alles wird täglich umgerührt, nach einiger Zeit in ein Fass oder einen Gärballon gefüllt, 6 Monate ruhig liegen gelassen und dann in Flaschen abgefüllt.

Holunderblütenöl
(Nr. 11)

Auf eine Handvoll frische Holunderblüten gießt man in einem weiten, gläsernen Gefäß so viel reines Lein- oder Mohnöl, bis die Blüten völlig davon bedeckt sind.

Nachdem man das Gefäß verkorkt hat, lässt man das Öl etwa 14 Tage lang in der Sonne oder in der Nähe eines warmen Ofens stehen. Dann steckt man das Glas in einen Topf oder Kessel mit Wasser und lässt das Wasser etwas kochen. Danach wird das Öl ausgepresst, die Blüten werden weggeworfen, und das Öl wird wieder mit frischen Blüten gemischt und gekocht. Dieses Öl kann man unter anderem zur Bereitung von **Salbe (Nr. 3)** und **Öl (Nr. 4)** als Ersatz für das reine Leinöl nehmen, wenn man sie noch wirksamer und stärker haben möchte.

Zu den bereits erwähnten Anwendungen der Holunderblüten kommt noch hinzu: Wenn man sie mit etwas Fenchel in Milch kocht und stillende Frauen dies trinken lässt, so vermehrt sich davon sehr ihre Milch.

Dies ist auch der Fall, wenn man die Blüten in Süßmolke aufkochen lässt. Davon kann der

Säugling allerdings eventuell Durchfall bekommen.

Auch sind die in Molke gekochten Blüten ein sicheres und sanftes *urintreibendes Mittel*, welches man bei den nach einer Scharlacherkrankung zurückbleibenden Geschwülsten der Kinder mit Nutzen anwendet.

Äußerlich gebraucht man die von Stielen befreiten Blüten, mit Kamillen und Steinklee vermengt, als trockene Kräuterkissen gegen *rheumatische Geschwülste* oder bei einem *Erysipel* sowie bei *Zahn- und Ohrschmerzen* zur Abschwellung.

Werden die Blüten mit geriebener Semmelkru me oder mit Leinsamenmehl vermengt, in Milch gekocht und dann lauwarm auf die schmerzende Stelle gelegt, so lassen sie Geschwüre reifen und *fördern die Vereiterung.*

Äpfel oder Birnen eine Zeitlang in Holunderblüten gelegt, erhalten einen Muskatellergeschmack. Ebenso ergeben die frischen Blüten, in Milch abgekocht und mit Semmelscheiben genossen, eine sehr wohlschmeckende und gesunde Milchspeise.

IV.
Die Holunderbeeren

Der Saft der Holunderbeeren wird eingekocht und dann zu mancherlei medizinischen Anwendungen verwendet. Die Beeren enthalten kleine Samenkörner, die den achten Teil ihres Gewichts an ausgepresstem Öl ergeben. Der Saft der Beeren wirkt ebenso *schweißtreibend* wie die Blüten. Die Samenkerne aber wirken zugleich *abführend* und treiben den Harn.

Holundersamenöl
(Nr. 12)

Es dient äußerlich zum Abschwellen von *Frostbeulen* und *Geschwülsten*, die nicht entzündet sind. Auch bringt man damit verhärtete Geschwüre zur Eiterung. Dieses Öl wird durch warmes Auspressen der getrockneten Samenkerne erhalten.

Holundersaft oder Holundermus
(Nr. 13)

Aus den von den Stielen befreiten, ganz reifen und frischen Holunderbeeren presst man den

Saft aus und lässt ihn in einem Topf oder Kessel bis zur hinlänglichen Dicke einkochen. Der von getrockneten Beeren durch Auskochen gewonnene Saft schmeckt nicht so angenehm.

Man kocht diesen Saft aus frischen Beeren auch mit Zucker und setzt zu 6 Teilen Saft einen Teil Zucker zu. Dieser mit Zucker bereitete Saft dient mehr zum innerlichen Gebrauch, während man den ohne Zucker zubereiteten eher äußerlich anwendet. Die Wirkung beider ist jedoch gleich. In geringen Dosen treiben sie den Schweiß und zerteilen. In größeren Mengen aber wirken sie abführend.

Bei *Fiebern*, welche durch Erkältung entstanden sind, lässt man ca. 50 bis 100 Gramm des Saftes in 4 Pfund Wasser auflösen. Man fügt auch etwas **Holunderblütenessig (Nr. 7)** dazu und genießt dieses Getränk anstelle anderer Flüssigkeiten.

Es hat den Vorzug, dass es nicht erhitzt und keine Wallungen verursacht. Darüber hinaus fördert es den Schweiß und die Absonderung des Harns, der bei längerem Gebrauch dieses Mittels schwarz gefärbt wird.

Bei *Halsentzündungen* mischt man den Saft unter das Gurgelwasser. Äußerlich macht man Umschläge mit dem Saft bei *Entzündungen* und *Verbrennungen.* Er hilft auch gegen *Bienenstiche.*

Bei *Kopfweh*, *Fiebern* und *Schlaflosigkeit* bereitet man von dem Saft einen Umschlag und legt ihn auf die Rücken beider Füße. Aus dem ohne Zucker bereiteten Saft fertigt man folgenden Branntwein an, den man bei feuchter, kalter Witterung trinken kann:

Holunderbeer-Branntwein (Nr. 14)

Man nimmt eine beliebige Menge Holundersaft, tut ihn in eine weite gläserne Flasche und gießt so viel reinen Kornbranntwein darauf, dass er 4 Finger hoch darüber steht.

Die verkorkte Flasche stellt man an einen warmen Ort und lässt sie vier bis sechs Tage lang in der Wärme stehen, woraufhin die Flüssigkeit durch ein Filterpapier geklärt wird.

Holunderbeeren-Sirup (Nr. 15)

Auf 1,5 Pfund aus den reifen Holunderbeeren ausgedrückten und durch Kochen abgeschäumten Saft nimmt man 1 Pfund ebenfalls durch Kochen in Wasser abgeschäumten Zucker. Der Saft wird dann zur Sirupdicke bei gelinder Temperatur eingekocht.

Holunderbeeren-Brustsaftküchlein (Nr. 16)

6 Pfund brauner Kandiszucker werden in Wasser eingekocht, bis das Gemisch so dick wird, dass es Fäden zieht. Dazu gießt man 2 Pfund frischen, gut abgeklärten Holundersaft und kocht die Flüssigkeit wieder zu solcher Dicke ein, dass sie Fäden zieht und dass sie, wenn man etwas davon ausgießt, nicht zerfließt.

Dann nimmt man einen Bogen Pergament und gießt den Saft in so kleinen Portionen auf das Papier, dass er kleine Küchlein bildet, die man auf der Heizung, vor Staub geschützt, völlig eintrocknen lässt.

Sobald sie trocken sind, verwahrt man sie an einem warmen Ort auf. Bei *Husten* und *Brustverschleimungen* dienen sie anstelle des vielen Personen unangenehmen Lakritzsafts.

Holunderbeerwein
(Nr. 17)

Er wird auf die einfachste und wohlschmeckendste Art folgendermaßen zubereitet:

Man nimmt ½ Pfund getrocknete Holunderbeeren, 30 Gramm Zimt, 22 ½ Gramm Gewürznelken, ¼ bis ½ Pfund Kandiszucker, stößt alles grob zusammen und hängt es in ein mit 6,75 Liter Wein gefülltes Fass, welches man in den Keller legt. So erhält man einen herrlichen, dem Frontignan[5] ähnlichen Wein, der bei *Verschleimungen, Verdauungsstörungen, Magenschwäche* und bei *Blähungen* mit großem Nutzen getrunken wird.

Holundersamenkernöl
(Nr. 18)

Dieses Öl, das durch Auspressen der bei der Saftherstellung zurückbleibenden Samenkerne erhalten wird, ist ein Abführmittel, das beinahe so wirksam ist wie Crotonöl[6]. Es wird sowohl innerlich angewendet als auch zu demselben Zweck auf den Bauch gerieben.

---

[5] Muscat de Frontignan, ein französischer Süßwein. (Anm. Frank-Daniel Schulten).

[6] Öl aus dem Krotonölbaum (Croton tiglium), ein sehr stark reizendes Mittel. (Anm. Frank-Daniel Schulten).

Als kräftiges *Abführungsmittel* bei gesunden, kräftigen Männern, die schwer zu laxieren sind und die an Verschleimung leiden, löst man 20 bis 40 Tropfen des Öls in einer Tasse Bouillon auf und lässt sie diese Mischung trinken. Äußerlich eingerieben dient das Öl gegen *verhärtete Lymphknoten, Frostbeulen und Schwielen.* Auf Baumwolle geträufelt, hilft es gegen die *Schmerzen bei hohlen Zähnen.*

Holundersamenkern-Wein
(Nr. 19)

Mit Wein ausgezogen, sind die Kerne ein sehr gutes Mittel gegen einen *schwachen und verschleimten Magen.* Der Auszug dämpft die Magensäure, weckt den Appetit und löst den Schleim auf.

Der Gebrauch dieses Weins ist den Senf- und Pfefferkörnern, welche man in derartigen Fällen sonst anwendet, vorzuziehen. Auch gegen Gebärmutter- und andere Krämpfe ist er ein sehr gutes Mittel.

Auch hilft dieser Wein gegen *Fettleibigkeit* und *Adipositas.*

Oder man weicht ca. 3 ¾ Gramm der Beeren mit etwas Zimt in 0,5 Liter Weißwein ein, und trinkt mehrmals wöchentlich den von dem Bodensatz abgegossenen Wein.

V.
Der Holunderpilz

Der an Holunderstämmen wachsende Pilz, der wegen seiner Ähnlichkeit mit einem menschlichen Ohr auch *„Judasohr"* genannt wird, dient zerschnitten und mit Wasser abgekocht zum Waschen gegen die *Blutschwämmchen* bei Kindern. Der Absud ist auch ein gutes *Gurgelwasser.*

Ebenso hilft er bei *geschwollenen Mandeln und Halszäpfchen* sowie als Kühlmittel gegen die Röte der Augen und des Gesichts bei *Sonnenbrand.*

Krankheiten, gegen die Holunderarzneien verwendet werden können:

Kopfschmerzen und Schlaflosigkeit

So unterschiedlich auch die Ursachen von beiden Beschwerden sind, so werden sie doch beide zunächst von einer zu großen Reizbarkeit des Gehirns und einem Andrang des Blutes zum Kopf verursacht.

In beiden Fällen gewährt der Holunder ein leichtes und sicheres Mittel, um diese Leiden zu mäßigen oder sogar, wenn sie von einer vorübergehenden Ursache entstanden und nicht chronisch sind, völlig zu heilen.

Man nimmt dazu eine Handvoll trockener Holunderblätter (oder Rosenblätter oder beide zu gleichen Teilen vermischt), befeuchtet sie mit **Holunderessig (Nr. 7)** und legt sie auf Stirn und Schläfen. Wann immer der Umschlag trocken wird, befeuchtet man die Blüten wieder oder nimmt frische dazu. Hat man ganz frische Holunderblüten, so kann man diese auch pur auflegen, ohne sie mit dem Essig zu benetzen.

Im Fall von Kopfschmerzen und Schlaflosigkeit bei Fiebern vermischt man destilliertes Holunderwasser aus der Apotheke (oder Holundertee) mit dem Weißen von zwei Eiern und etwas **Holunderessig (Nr. 7)**. Ein Tuch wird damit befeuchtet und auf die Stirn gelegt.

Beim *Kopfweh nach einem Rausch* reibt man sich die Stirn mit **Holunderessig (Nr. 7)** ein.

Bei anhaltender *Schlaflosigkeit* nimmt man 30 bis 50 Gramm weißen Mohnsamen, zerstößt ihn in einem Mörser und gießt so viel Holunderwasser oder Holundertee dazu, dass eine dicke, milchige

Flüssigkeit entsteht. Man gießt sie dann vom Bodensatz ab, mischt noch etwas **Holunderessig (Nr. 7)** hinzu und legt ein damit angefeuchtetes Tuch auf die Stirn.

Tritt, wie häufig bei Schlaflosigkeit, zusätzlich *Verstopfung* ein, so kann man täglich einige Male einen Esslöffel von der **Holunderkonserve (Nr. 5)** oder von dem **Holundersaft (Nr. 13)** einnehmen.

Zur Dämpfung der Hitze und der Wallung des Bluts wendet man das bereits erwähnte Gerstenwasser mit Holunderblütenessig an.

Holunderblütensaft, dick auf ein Tuch gestrichen und auf die Fußrücken gelegt, rühmt man gegen *Kopfschmerzen*.

Hat man weder Holunderblüten noch Holunderessig, so kann man auch frische, gequetschte Holunderblätter auf die Stirn legen oder im Winter die mittlere grüne Schale des Holunders zu diesem Zweck verwenden.

Gegen Wallungen nach Überhitzung, aber auch nach Ärger und Schrecken gibt es kein besseres Mittel als eine Mischung von Zuckerwasser und **Holunderblütenessig (Nr. 7)**.

Gebrauch des Holunders bei Erkältungskrankheiten und rheumatischen Beschwerden

Der Grund dieser Krankheiten liegt in einer fehlerhaften Tätigkeit der Haut, welche für die Einflüsse der kalten und feuchten Witterung und des Zugwinds zu empfindlich ist, wodurch die Ausdünstung gestört und unterdrückt wird. Als Folgen dieser Störungen erscheinen Schmerzen in einzelnen fleischigen und sehnigen Teilen des Körpers, oder es entstehen krankhafte Symptome der Schleimhäute in der Nase, dem Schlund und der Luftröhre. Auch entstehen davon Zahn- und Ohrenschmerzen oder auch Augenentzündungen.

Die Schmerzen, die in den Gliedern, besonders in den Gelenken sitzen und ihren Ort oft verlassen und herumziehen (Rheumatismen), unterscheiden sich besonders im Hinblick auf ihre Dauer und die Stärke der einzelnen Anfälle. Man unterteilt sie daher in *„hitzige"* und *„kalte Anfälle"*.

Die *hitzigen Anfälle* sind mit heftigen, schmerzhaften Phasen von kurzer Dauer und meistens mit Übelkeit verbunden, und sie äußern sich durch Abwechseln von Frieren und Hitze sowie von Kopfweh, Mattigkeit, Schwere in den Gliedern und reißende Schmerzen. Der Appetit ist unterdrückt, der Durst dagegen verstärkt, und die Haut ist trocken.

Meistens treten diese Anfälle gegen Abend auf und enden mit einem Schweiß über den ganzen Körper, wodurch die Krankheit häufig von selbst verschwindet. Man kann derartige Anfälle jedoch auch mehrere Tage hintereinander haben, ehe die Gesundheit völlig wiederhergestellt wird.

Kalte Anfälle sind zwar von längerer Dauer, sie stören dagegen das allgemeine Wohlbefinden des Kranken weniger, weil sie mit keinen fieberhaften Erscheinungen verbunden sind. Die einzelnen Anfälle können zwar auch durch dieselben Mittel wie bei den hitzigen beseitigt werden. Aber wegen ihrer Neigung chronisch zu werden, erfordern sie gewöhnlich zu ihrer völligen Heilung eine gründliche Kur, die von einem Arzt durchgeführt werden muss.

Die Unterdrückung der normalen Hauttätigkeit und der Ausdünstung und der dadurch hervorgerufene Schnupfen, den in man in den *Stock-* und den *fließenden Schnupfen* einteilt, wird durch den Gebrauch des Holunders beseitigt.

Mit dem *Stockschnupfen* und der *Nebenhöhlenentzündung* als der hartnäckigsten Form des Schnupfens verbindet sich gewöhnlich ein halbseitiges

Kopfweh oder ein drückender, klopfender Schmerz in der Stirnhöhle über den Augenbrauen. Weitere Symptome sind: Ohrendruck, Stechen im Innenohr, Zahnschmerzen oder Geschwulst der Mandeln sowie des Zäpfchens und des Schlundes sowie eine Reizung der Luftröhre. Diese zeigt sich durch einen trockenen oder sich lösenden Husten.

Da der Holunder die gestörte und unterdrückte Ausdünstung der Haut wieder herstellt und so die Ursache der Krankheit behebt, so ist er dafür ein vorzügliches Mittel. Man wendet hier den Holundertee und den Holundersaft an. Ersterer ist dabei besser, wenn fieberhafte Symptome vorliegen und der Kranke leicht schwitzt. In solchen Fällen ist die Wirkung des Saftes manchmal zu stark, weil er großen, ermattenden Schweiß verursachen kann.

Zuweilen finden sich Kranke, die, obwohl sie eine Anlage zu Rheumatismen haben, nur schwer zum Schwitzen gebracht werden können. Bei ihnen verursacht der Gebrauch von Schwitzmitteln nur Angst, Unruhe und Schlaflosigkeit, ohne dass die Haut dabei im Geringsten ausdünstet. Oder aber, wenn dennoch Schwitzen auftreten sollte, so ist es nur ein kalter, am Kopf hervorbrechender, zur Linderung der Krankheit aber gar nichts beitragender Schweiß.

Bei diesen Symptomen enthalte man sich aller starken schweißtreibenden Arzneimittel. Dadurch werden nur das Fieber sowie die Angst und die Wallung im Blut gesteigert, und man schadet dem Kranken eher. Bringt man durch den Gebrauch solcher stark wirkenden Mittel Schwitzen hervor, so ist es zu heftig und wirkt erschöpfend auf den Kranken. Es lindert nicht, sondern vermehrt nur seine Schmerzen. Ja, dadurch kann sogar eine Entzündung in den kranken Körperteilen erst erzeugt werden!

In allen derartigen Fällen, wo man durch sanfte Mittel keinen Schweiß hervorbringen kann, sollte man sie mit solchen Mitteln vermischen, welche „das Blut kühlen".

Man trinke daher alle 2 Stunden eine Tasse schwachen Holundertee und füge ihm, wenn er nicht wirken sollte, zu jeder Tasse einen Teelöffel **Holunderessig (Nr.7)** oder **Holundersauerhonig (Nr. 8 oder Nr. 9)** zu und versüße ihn mit Zucker.

Auch kann man, als sicherstes und angenehmstes Schwitzmittel, auf eine Tasse Holundertee eine Messerspitze voll gereinigtem Weinstein („Weinsteinrahm") und etwas Zucker nehmen.

Bei einem echten *rheumatischen Fieber* oder bei fiebrigen Erkältungen, wenn diese Zustände mehrere Tage anhalten, reicht der Gebrauch des bloßen Holundertees nicht aus. Dann ist der folgende Gebrauch des Gerstenwassers eher zu empfehlen:

Man mischt dazu 1 Liter Gerstenwasser mit jeweils einem Esslöffel **Holundersaft (Nr. 13)**, **Holundersirup (Nr. 15)**, **Holunderessig (Nr. 7)** oder auch **Holundersauerhonig (Nr. 8 oder 9)** und trinkt diese Mischung lauwarm statt aller anderen Getränke.

Besonders nützlich ist dieses lauwarme Getränk bei *trockenem Husten* und *Halsentzündungen.* Es löst den Schleim und dient so zur Erleichterung des Kranken. Will sich aber der Husten trotzdem nicht lösen, so atme man die Dämpfe des mit **Holunderessig (Nr. 7)** vermischten Holundertees ein und trinke häufig Gerstenwasser, dem man den dritten Teil **Holundersauerhonig (Nr. 8 oder 9)** beigemischt hat.

Besonders nützlich ist der Holundertee auch zur Verhütung des *Krupphusten*s oder der *Diphterie.* Diese Krankheit besteht in einer entzündlichen Reizung der Haut, welche die Luftröhre auskleidet. Dadurch wird eine gerinnende Lymphflüssigkeit ausgeschieden. Wenn diese erhärtet, verdichtet sie sich zu einer röhrenförmigen Schicht, welche die Luftröhre verengt. Indem sie so das Atemholen erschwert und hemmt, verursacht sie Erstickungsanfälle.

Da diese Krankheit mit Heiserkeit (wie bei einer gewöhnlichen Erkältung) anfängt, so darf man keine beginnende Erkältung bei einem Kind als grundsätzlich harmlos ansehen. Man halte es, zumal bei feuchter, kalter Witterung, in der Wohnung und hüte es vor Erhitzungen und Abkühlungen.

Leider wird aber der erste Beginn dieser so gefährlichen Krankheit oft übersehen, da der heisere Ton der Stimme meist nach einer Weile nachlässt. Beobachtet man jedoch das Kind genauer, so sieht man, dass es etwas beengt atmet, und man bemerkt eine gewisse Unruhe und Ängstlichkeit an ihm. Sie tritt gewöhnlich gegen Abend auf, so dass der kleine Patient oft sein Spiel abbricht und zur Mutter eilt, um getragen zu werden.

Darauf erfolgt, meist in der Nacht, der erste eindeutige Anfall der Krankheit, die sich dann durch einen eigenartigen metallischen Ton beim Husten zu erkennen gibt. Oft klagt das Kind schon über Schmerzen, wenn man es sanft am Kehlkopf drückt. Es versucht, sich das Atmen zu erleichtern, indem es den Kopf nach hinten biegt. Bei diesen Symptomen muss man rasch ärztliche Hilfe suchen.

Ist diese jedoch nicht sofort zu bekommen, so kann man folgende Mittel anwenden, um den weiteren Fortgang der Krankheit zu hemmen oder sie womöglich noch vor ihrem Ausbruch zu heilen:

Man lege zu diesem Zweck dem Kind auf den vorderen Teil des Halses in der Gegend des Kehlkopfs und der Luftröhre ein Spanisches Fliegenpflaster (*Cantharidenpflaster* aus der Apotheke) von der Länge und Breite zweier Finger und gebe ihm dabei oftmals schwachen Holundertee zu trinken, in welchem man so viel braunen Kandiszucker aufgelöst hat, dass das Kind den Tee ohne Widerwillen genießen mag.

Dieses einfache Verfahren reicht aus, um die Krankheit zu stoppen, wenn sie noch im Anfang begriffen ist. Durch das Spanische Fliegenpflaster wird ein hinlänglich starker Gegenreiz auf der Haut erzeugt, die Ausleitung hergestellt und die Luftröhre zur reichlichen Absonderung eines lockeren Schleims angeregt.

Kann man das Kind, ohne es unwillig zu machen und es zum Schreien zu bringen, dazu bringen, im Bett ruhig liegen zu bleiben, so wird dadurch die Heilung sehr befördert. Es ist daher zur Beseitigung der Gefahr nichts nützlicher, als das Kind zu einem Erwachsenen ins Bett zu legen, weil durch dessen Körperwärme bald eine allgemeine Transpiration hervorgebracht wird.

Da ein starker Schweiß weniger vorteilhaft ist als eine allgemeine Ausscheidung über die Haut, so ist es nämlich schädlich, die Transpiration durch stärkere Mittel oder durch Ofenhitze erzwingen zu wollen. Beides wirkt ungünstig auf die Luftröhre, den erkrankten Körperteil.

Wird hierdurch das Atemholen freier und weniger beengt, lässt der rauhe metallene Ton beim Husten nach, und hört man ein Rasseln von Schleim in der Luftröhre, oder man sieht, dass sich der Husten löst, und fängt die Nase dann auch noch zu fließen an, dann darf man hoffen, dass der Anfall vorübergehen wird.

Man fährt dann mit der Anwendung der Mittel fort, und es ist gut, wenn dadurch ein gelindes Erbrechen bewirkt wird. Dessen ungeachtet muss man das Kind noch mehrere Tage unter genauer Beobachtung im Haus behalten, da der Anfall leicht wiederkommen könnte.

Auf diese Art kann man Atembeschwerden behandeln, solange sie noch einfacher Erkältungshusten sind, bevor sie in einen Krupphusten oder eine Lungenetzündung übergehen. Denn so leicht es ist, eine Krankheit in ihrem Frühstadium zu heilen, so schwer ist es, sie zu kurieren, wenn sie fortgeschritten ist.

Man wird sich manche angstvolle Nacht ersparen, wenn man gleich zu Anfang die nötige Aufmerksamkeit auf die Entstehung dieses gefährlichen Infekts richtet.

Zahnbeschwerden

Gegen *entzündliche Zahnschmerzen* kocht man kleingeschnittene Holunderwurzeln in Holunderessig oder in Wein. Den Absud nimmt man in den Mund und spuckt ihn wieder aus. Meistens hilft dies sehr schnell. Man nimmt dazu eine Handvoll der Wurzeln oder, wenn man diese nicht hat, von der kleingeschnittenen grünen Holunderschale und kocht diese in 1 Liter Holunder- oder einfachem Essig oder auch in Wein.

Sollte aber dieses Mittel wegen des geschwollenen Zahnfleischs zu schmerzhaft sein, dann koche man Holunderblüten in Wasser und lasse den warmen (jedoch nicht zu heißen) Dampf durch einen Trichter in den Mund ziehen.

Bei Schmerzen von *hohlen Zähnen* ist auch das **Holunderöl (Nr. 18)** gut, wenn man Watte damit tränkt und in den hohlen Zahn legt.

Zur Abschwellung der *Geschwulst an der Wange*, wenn man unter Zahnweh leidet, wendet man einen trockenen Umschlag von Holunderblüten an, oder man reibt das **gekochte Holunderöl (Nr. 11)** ein.

Ohren- und Nebenhöhlenentzündungen

Bei *Ohrenschmerzen* während einer Erkältung sowie bei Kopfschmerzen in den Stirnhöhlen und bei *Nebenhöhlenentzündungen* ist es ein einfaches und sicheres Mittel, den Dampf von Holunderblüten, die in Milch gekocht wurden, in die Nase oder die Ohren ziehen zu lassen.

Findet sich bei Ohrschmerzen im äußeren Gehörgang eine Röte und *schmerzende Geschwulst*, ist der Gehörgang dabei trocken und verursacht jedes Geräusch eine Vermehrung der Schmerzen im Ohr, dann macht man Umschläge von geriebener Semmel oder Leinsamenmehl, mit Holunderblüten in Milch gekocht, und legt diese lauwarm auf das Ohr.

Bleibt nach Abklingen der Entzündung der Gehörgang sehr empfindlich und empfindet der Kranke ein stetes *Klingen im Ohr*, so lässt man täglich mehrmals einige Tropfen von dem **Holunderöl (Nr. 11)** in den Gehörgang laufen und steckt in die äußere Öffnung des Ohrs etwas Watte, die mit diesem Öl getränkt wurde.

Dieses Öl erweicht auch das *verhärtete Ohrenschmalz*, reinigt und heilt die im Gehörgang befindlichen Geschwüre und tötet die dort hineingeratenen Insekten.

Halsentzündungen

Bei Halsentzündungen und trockenem Husten, der mit Brustbeklommenheit verbunden ist, vermischt man Holunderblütentee mit etwas **Holunderessig** und gebraucht dies als Gurgelwasser. Diese Mischung löst den Krampf der Schleimhäute in Mund und Rachen.

Gegen *geschwollene Mandeln* und Zäpfchen verwendet man auch das eben erwähnte Gurgelwasser oder tut statt des Holunderessigs den **Holundersauerhonig (Nr. 9)** hinzu. Zusätzlich nimmt man den mit Zucker bereiteten Holundersaft teelöffelweise oder auch den **Holunderbeerensaft (Nr. 16)** ein.

Vergrößert sich jedoch beim Gebrauch dieser Mittel die *Geschwulst* und entsteht ein klopfender Schmerz darin, so setzt man die obigen Mittel ab. Stattdessen kocht man Holunderblüten in Milch, wovon man den Dampf einatmet. Mit dieser Abkochung soll man auch zusätzlich immer wieder gurgeln. Außerdem gebraucht man äußerlich einen warmen Umschlag von Holunderblüten und Semmeln, die zusammen in Milch gekocht wurden.

Augenentzündungen

Bei Augenentzündungen, die durch Hitze und Staub an heißen Sonnentagen oder aber durch Erkältungen und anderen Entzündungen entstehen, wobei die Augenlider nicht eitern, sondern entweder ganz trocken sind, oder bei welchen sich ein scharfes, brennendes Sekret absondert, hilft ein Teeaufguss von Holunderblüten mit Wasser. Damit wäscht man lauwarm die Augen, oder man befeuchtet Wattebäusche damit und legt sie auf die Augen.

Augenumschlag (Nr. 20)

Bei einer sehr großen Reizbarkeit der Augenlider und *Röte des Augapfels* vermischt man destilliertes Holunderwasser (in jeder Apotheke zu bekommen) oder einen schwachen Tee aus den Blüten mit Flohsamen oder Quittenkernen. Dazu nimmt man auf eine Tasse Holunderwasser ca. 60 Quittenkerne oder Flohsamen. Man lässt die Samen in der Flüssigkeit einweichen und erhält so einen dünnen Schleim, den man durch ein Tuch drückt und damit die Augen kalt wäscht. Man kann auch einen Umschlag damit machen.

Ein *Gerstenkorn* an den Augenlidern verursacht heftige Schmerzen, wenn es in Eiterung übergeht. Wenn es sich aber nicht auflöst, kann es zu einer dauerhaften Geschwulst am Augenlid werden. Man bringt es am leichtesten zum Eitern, wenn man Holunderblüten in Milch kocht und sie lauwarm auf einem Tuch aufs Auge legt.

Lässt sich aber das Gerstenkorn nicht zur Eiterung bringen oder bleibt danach ein verhärtetes *Knötchen am Augenlid* zurück, so legt man zu seiner Auflösung frische, gequetschte Holunderblätter oder in deren Ermangelung die grüne mittlere Holunderrinde auf, oder man reibt die betroffene Stelle mit **Holunderöl (Nr. 11)** ein.

Krankheiten des Gesichts, der Nase und des Mundes

Beim *Verschwinden des Geruchssinns* nach einer schweren Krankheit oder aus anderen Gründen stellt man ihn leicht wieder her, wenn man oftmals **Holunderblütenessig (Nr. 7)** in die Nase zieht.

Gegen starkes *Nasenbluten* dienen Umschläge von diesem Essig auf die Stirn. Auch kann man ihn, mit Wasser vermischt, ebenfalls in die Nase ziehen.

Wundsein in der Nase, was oft nach langwierigen Erkältungen oder einer Grippe zurückbleibt und welches, sich selbst überlassen, leicht in langwierige Geschwüre übergeht, wird durch den Gebrauch einer Abkochung von Holunderblättern oder Holunderrinde beseitigt, die man in die Nase zieht oder träufelt.

Gegen *Leberflecken* und *Sommersprossen* hilft es, das Gesicht abends mit destilliertem Holunderwasser (aus der Apotheke) zu waschen, welches mit **Holunderblütenessig (Nr. 7)** vermischt wurde. In Ermangelung des Holunderwassers kann man auch eine Teeabkochung aus den Blüten verwenden.

Man nimmt dazu 1 Teil Holunderblütenessig auf 7 Teile Holunderblütenwasser oder Holunderblütentee.

Obschon verschwunden, entstehen jedoch die Sommersprossen leicht von neuem. Es ist deshalb nötig, schon im Frühjahr, beim Eintritt der wärmeren Jahreszeit, mit dem Waschen des Gesichts, der Brust und der Arme anzufangen und es wöchentlich wenigstens einige Male fortzusetzen.

Besonders wichtig ist der regelmäßige Gebrauch dieses Mittels und dessen Anwendung vor dem Beginn der warmen Jahreszeit, bevor die Sonnenstrahlen den Sauerstoff in der Haut zerstört haben, worauf die Entstehung der Sommer- oder Leberflecke beruht. Auch darf das Waschen der Haut nie bei erhitztem Körper geschehen, und man muss die Feuchtigkeit auf der Haut von selbst eintrocknen lassen.

Bei veralteten, *chronischen Ausschlägen auf der Kopfhaut, z. B. Milchschorf, Flechten etc. (Grind)*, um die Verschorfung zu heilen und eventuell vorhandenes Ungeziefer zu töten, hat es sich bewährt, wenn man von frischen Holunderblättern oder der mittleren grünen Rinde einen starken Absud mit Wasser macht und damit die kranken

Stellen des Kopfes wäscht. Danach kämmt man die Haare aus, wodurch die Nissen vertrieben werden. Sitzt jedoch der Schorf zu fest auf der Haut, so muss man ihn vor Anwendung dieses Absuds mit erwärmtem **Holunderöl (Nr. 18)** einreiben, um ihn aufzuweichen.

Bei bösartigem oder *Erbgrind (Favus)* müssen, wegen der Erkrankung der Haarwurzeln, diese entfernt werden. Man vermischt dazu zwei Teile **Holunderkernöl (Nr. 12)** mit einem Teil Terpentinöl und bestreicht damit die befallenen Stellen, wodurch man nach wenigen Tagen die befallenen Haare ohne Schmerzen ausziehen kann. Sollte diese Salbe am Anfang zu stark reizend sein, kann man ihr etwas Leinöl oder Eigelb beimischen.

Um die Erzeugung von *Aphten* zu verhüten oder bereits entstandene zu entfernen, weicht man ein von der äußeren Haut befreites Stückchen Holunderpilz in Wasser ein und wäscht damit den Mund aus.

Hartnäckige *Schwämmchen im Mund*, die sowohl bei Kindern als auch bei Erwachsenen in Geschwüre am Zahnfleisch, den Lippen und dem Gaumen ausarten, heilt man leicht, wenn man den ausgepressten Saft von Holunderblättern mit Honig vermischt und damit die Geschwüre täglich mehrmals bepinselt. Auch kann man dazu den **Holundersauerhonig (Nr. 9)** nehmen.

Schwellungen und Entzündungen der Brustwarzen

Frauen bekommen häufig nach der Geburt, entweder von zu starkem Blutandrang in die Brüste oder durch Erkältungen der Brust eine Geschwulst, die bald in Entzündung oder in eine *Erysipel der Brüste* übergeht und oft eine schmerzhafte, langwierige Vereiterung verursacht.

Ist zu großer Blutandrang in die Brüste die Ursache, so muss die Kranke eine sehr strenge Diät halten, nur Wassersuppe essen und kein Bier, keinen Wein oder Kaffee, sondern bloß gesüßten Tee trinken. Dies ist auch der Fall, wenn die Krankheit durch Ärger oder Schreck entstanden ist.

Bei einer durch Erkältung entstandenen Entzündung, welche gewöhnlich erst später in den „Sechswochen" nach der Geburt entsteht, wenn die Mutter zu früh ihre häuslichen Tätigkeiten wieder aufnimmt, muss sich die Wöchnerin sofort wieder ins Bett legen und Holundertee trinken, um die unterdrückte Transpiration wiederherzustellen.

Sollten sich aber dabei Fieberanfälle und Blutwallungen zeigen, so muss man jeder Tasse Holundertee eine Messerspitze reinen Weinstein mit etwas Zucker zusetzen. Bei heftigem, nicht durch den warmen Tee zu löschenden Durst gebraucht man Gerstenwasser, dem man etwas **Holunderblütenessig (Nr. 7)** oder einige Esslöffel voll **Holundersauerhonig (Nr. 9)** beigemischt hat.

Brustumschlag
(Nr. 21)

Um die entzündliche Geschwulst abzuschwellen, wendet man frische, von den Stielen gepflückte Holunderblüten an, die man zwischen den Händen zu einem platten Kuchen formt und auf die Brust legt. Man erneuert diese Auflage mit frischen Blüten so oft, wie sie trocken werden.

Hat man keine frischen Blüten, nimmt man getrocknete und fügt zu drei Teilen einen Teil geriebene Semmel hinzu. Dies befeuchtet man mit so viel **Holunderessig (Nr. 7)**, dass es feucht wird, und legt es dann auf die Brust, wobei man es ebenfalls öfters erneuert. Auch müssen diese Umschläge körperwarm und eher zu trocken als zu feucht sein.

Sind die Entzündung und die Rötung noch zur Abschwellung fähig, so wird eine Besserung binnen 24 Stunden eintreten, und das Übel wird sich dann bald vollständig verlieren.

Anders vorgehen muss man aber, wenn die Entzündung bereits ein Stadium erreicht hat, in dem sie nicht mehr aufgelöst werden kann, sondern in Eiterung übergehen will. Dies zeigt sich durch Wachsen der Geschwulst und größere Härte und dunklere Röte der Haut. Dabei wird auch der Schmerz an einer Stelle immer heftiger und stechender und verwandelt sich zuletzt in einen pochenden. Bei diesen Symptomen muss man die geschwulstauflösenden Umschläge weglassen. Stattdessen wendet man erweichende und reif machende Mittel an:

Brustumschlag
(Nr. 22)

Man nimmt dazu Holunderblüten und geriebene Semmel (oder auch Leinsamenmehl), kocht alles mit Milch zu einem dicken Brei, dem man noch etwas Safran zusetzt. Dieser Brei wird dick auf ein Tuch gestrichen und lauwarm auf die kranke Brust gelegt. Auch wird dies so oft erneuert, wie es anfängt, kühl und trocken zu werden. Man fährt mit dem Gebrauch dieses Umschlags so lange fort, bis sich das Geschwür in der Brust öffnet oder bis es so weit reif ist, dass es geöffnet werden kann.

Bei diesem Verfahren ist besonders zu beachten, dass man die Umschläge nicht zu heiß auflegt, weil dadurch die Entzündung vermehrt und die Bildung des Eiters verhindert wird. Ebenso schadet es, wenn man die Umschläge so lange liegen lässt, dass sie kalt und trocken werden, weil sich dadurch die Bildung des Eiters ebenfalls verzögert und es leicht zu Verhärtungen kommt.

Die nach der Heilung des Geschwürs in der Brust zurückbleibenden *Verhärtungen* zerteilen sich, wenn man täglich einige Male einen kleinen Teelöffel **Holunderblütenöl (Nr. 11)** in die Gegend der Verhärtung einreibt und dann frische Holunderblätter auflegt.

Ohnmachten und Schwächezustände

Hier ist das Riechen an starkem **Holunderblütenessig (Nr. 7)** dienlich, besonders wenn man gestoßenen Kümmel in ein Tuch bindet und dieses mit dem Essig befeuchtet.

Auch kann man folgenden Umschlag auf die Stirn legen:

Umschlag bei Schwächezuständen (Nr. 23)

Rosenblätter,
zerquetschte Wacholderbeeren,
zerquetschten Feldkümmel (gleiche Teile)
stark mit Holunderblütenessig befeuchten und kalt anwenden.

Dieser Umschlag ist bei fortdauernder Neigung zur Ohnmacht und zu Schwächezuständen sowie bei dem nachfolgenden Kopfweh und bei den Kopfschmerzen und der Schwäche nach epileptischen Anfällen sehr nützlich.

Fieber

Das bekannte Hausmittel, bei Fieber sogleich einen Löffel voll Holundersaft einzunehmen und im Bett den Schweiß abzuwarten, kann, obwohl in vielen Fällen von heilsamem Erfolg, manchmal auch schädlich sein.

Das ist der Fall, wenn der Kranke mehrere Tage verstreichen lässt, ohne etwas anzuwenden, um die unterdrückte Hautausdünstung wieder herzustellen. Dann hat das Fieber bereits zu sehr zugenommen, und es wird durch das schweißtreibende Mittel verstärkt, statt vermindert zu werden.

Derselbe Fall tritt ein, wenn die Verabreichung des Schwitzmittels für die Leibeskonstitution des Kranken zu stark war und dadurch eine erschöpfende Transpiration hervorgebracht wurde. Auch ist das Fieber manchmal von einer Art, dass es nicht durch Schweiß geheilt werden kann, sondern seine Ursachen sind eher in einem verdorbenen Magen und in Verschlackungen der Eingeweide zu suchen.

Um solche Fehlbehandlungen zu vermeiden, muss man zuvor die Ursachen der Krankheit und des Fiebers untersuchen, besonders wenn Fieber epidemisch auftreten. Wenn nämlich, besonders zu Anfang der Krankheit, eine Neigung zum Erbrechen oder tatsächliches Erbrechen vorliegt, so schadet der Gebrauch des Holundertees oder des Holundersafts nicht. Allerdings muss man diese Mittel in einer geringen Dosis einnehmen, so dass sie nicht schweißtreibend wirken.

Beide Heilmittel haben nämlich auch die Eigenschaft, als Brechmittel wirken zu können, was in diesem Fall auch erwünscht ist. Es reicht für den Zweck, ein leichtes Erbrechen hervorzurufen, auch aus, wenn man dem Kranken die **Holunderkonserve (Nr. 1)** gibt oder ihn einige Tassen Holundertee mit braunem Kandiszucker trinken lässt. Er darf sich dabei aber nicht ins Bett legen.

Sollte jedoch dabei entweder kein Erbrechen erfolgen oder will man dieses beschleunigen, so löst man statt des Zuckers etwas frische Butter in dem warmen Holundertee auf und gibt dem Kranken davon zu trinken, woraufhin bald die gewünschte Wirkung erfolgen wird. Man muss dabei freilich die Gabe nach Alter und Leibeskonstitution des Kranken einrichten.

Verspürt der Kranke aber nach dem Erbrechen noch Hitze oder Kälte in den Gliedern sowie Kopfschmerzen und Abgeschlagenheit, so gibt man ihm den Gerstentrank mit **Holunderblütenessig (Nr. 7)** oder den **Holundersauerhonig (Nr. 9)** bis zur Besserung.

Sollte eine Linderung aber immer noch nicht eintreten, sondern im Gegenteil das Fieber zunehmen und anhalten, so ist es nötig, zur weiteren Behandlung des Kranken einen Arzt zu Rate zu ziehen.

Aber auch bei einem derartigen Fieber, welches sich durch vermehrtes Schwitzen heilen lässt, ist es nötig, mit der Anwendung der schweißtreibenden Mittel so früh wie möglich zu beginnen!

Man muss daher gleich beim ersten Unwohlsein bei einer Erkältung oder einer unterdrückten

Transpiration schweißtreibende Mittel gebrauchen. Dazu ist ein gewöhnlicher Holundertee, zu welchem man bei Kranken mit guter Gesamtkonstitution etwas reinen Weinstein zusetzt, in den meisten Fällen ausreichend.

Den Tee mache man aber nie so stark, dass er ganz braun aussteht, da er lediglich eine blassgrüne Farbe haben muss! Man trinke ihn auch nicht im Übermaß, und man nehme auch nicht zusätzlich sehr hohe Dosen Holundersaft ein, da man dadurch eine zu heftige, erschöpfende Schweißbildung bewirkt, welche das Fieber weiter verstärkt.

Kinderkrankheiten und Ausschlagsfieber: Masern, Röteln, Scharlach usw.

Das sind solche Krankheiten, die mit starkem Fieber verbunden sind und in deren Verlauf sich ein Hautauschlag zeigt. Dazu zählen Blattern, Masern, Röteln und Scharlach. Nach Erscheinen der Ausschläge sinkt das Fieber wieder, oder es verschwindet komplett.

Man muss diese Krankheiten von anderen Hautausschlägen unterscheiden, die im Verlauf eines Fiebers erscheinen, wie z. B. der *Friesel* und die *Petechien.* Das sind kleine, durch Blutergüsse unter der Oberhaut herrührende, sich nicht über die Haut erhebende Flecken, die Flohstichen ähneln. Sie werden gewöhnlich von Fieber beleitet. Dennoch zählen sie nicht zu den Ausschlagsfiebern, weil bei deren Erscheinen das Fieber nicht sinkt, sondern häufig sogar weiter steigt. Diese Krankheiten dürfen nur von einem Arzt behandelt werden.

Bei den echten Ausschlagsfiebern hängt aber der glückliche Ausgang der Krankheit vor allem davon ab, dass die Haut so gut funktionieren muss, dass die Krankheitsgifte leicht durch die Poren in Form von Ausschlägen ausgeleitet werden können. Das heißt, sie muss fähig sein, problemlos zu transpirieren. Diese Fähigkeit wird ihr aber bei diesen Beschwerden durch innerliche und äußerliche Krankheitssymptome entzogen.

Die inneren Ursachen sind Schlacken in den Eingeweiden und eventuell Parasiten, wodurch die Poren sich verengen, was die Ausscheidung des Krankheitsstoffs durch die Haut verhindert. Bei Beginn einer Masern-, Scharlach- oder Blattern-Epidemie ist es daher wichtig, die Kinder eine genaue und strenge Lebensführung einhalten zu lassen.

Man gebe ihnen daher lauter leicht verdauliche Speisen, mehr Pflanzen, Gemüse und reifes Obst, weniger Fleischspeisen. Dabei vermeide man aber blähende und stopfende Gemüse, z. B. Hülsenfrüchte, Kartoffeln, eingemachten Kohl und dergleichen. Trinken lasse man die Kinder nichts als Milch mit Wasser verdünnt.

Holundermolke
(Nr. 24)

Klagen die Kinder über Neigung zum Erbrechen sowie über Bauchschmerzen, und haben sie einen dicken, verstopften Leib dabei, so koche man 7 Gramm Holunderblüten in ½ Liter Molke und lasse sie von der durchgeseihten Flüssigkeit, je nach Verhältnis des Alters, alle 2 Stunden eine halbe oder ganze Tasse lauwarm auf nüchternen Magen trinken, bis sie erbrechen und sich eine abführende Wirkung zeigt.

Älteren Kindern mit stärkerer Konstitution kann man morgens einen Teelöffel von der **Holunderkonserve (Nr. 1)** geben. Erfolgt darauf nur mäßiges Erbrechen und Abführen, so kann man ihnen nach einigen Tagen das Mittel noch einmal verabreichen.

Äußere Ursachen, welche der Haut ihre natürliche Fähigkeit zur Ausdünstung entziehen, sind:

- zu häufiger Temperaturwechsel zwischen großer Wärme und Kälte,

- der Aufenthalt in zu heißen oder zu kalten sowie auch in feuchten, dumpfigen Zimmern, besonders in Schlafzimmern,
- wenig Aufenthalt im Freien,
- Mangel an Reinlichkeit.

Durch diese Einflüsse wird die Haut entweder zu reizarm, so dass sie nicht leicht ausdünstet, oder aber zu reizbar, so dass sich die Poren bei jedem Wechsel der Temperatur von der Wärme zur Kälte krampfhaft verschließen. Schließlich wird sie zu spröde und zu trocken, welches man leicht erkennt, wenn sich die Haut rauh und schuppig anfühlt und sich Schuppen absondern.

Um diese Probleme zu vermeiden, gewöhne man die Kinder so früh wie möglich an den Aufenthalt an der freien Luft und verwende die größte Sorgfalt auf die Pflege der Haut durch Baden, Waschen und häufiges Wechseln der Wäsche. Die Kinderstube muss trocken sein, oft gelüftet werden, und bei kaltem Wetter muss sie eine Raumtemperatur von ca. 18 Grad haben.

Wenn Ausschlagsfieber epidemisch auftreten, sollte man die Kinder bei kalter und feuchter Witterung im Haus behalten und die Wohnung mit einer gleichmäßigen Wärme heizen. Hat man aber den Verdacht, dass sich die Kinder angesteckt haben, versuche man nicht, den Ausbruch des Ausschlags durch Ofenwärme oder durch innerliche schweißtreibende Mittel zu erzwingen. Dadurch bewirkt man stets das Gegenteil dessen, was man eigentlich zu erreichen versucht. Es folgt nämlich ein Verschließen der Poren, was das Erscheinen des Ausschlags verhindert und den vielleicht schon vorhandenen wieder zurücktreibt. Es ist sogar zu beobachten, dass Scharlach bei einer kühlen Zimmertemperatur weitaus leichter zum Vorschein kommt als bei einer warmen.

Sobald daher an einem Ort Scharlach oder die Masern auftreten, gebe man auf die ersten Zeichen der Ansteckung bei den Kindern Acht, um sie dann beobachten zu können.

Die Symptome einer Ansteckung sind bei diesen fieberhaften Ausschlägen sehr ähnlich. Sie zeigen sich in:

- Kraftlosigkeit,
- Schmerzen in den Gliedern, dem Rücken und dem Kopf,
- abwechselndem Frost- und Hitze-Empfinden,
- Appetitmangel,
- Ekel und Neigung zum Erbrechen.

- Bei Masern zeigt sich insbesondere eine Entzündung und Reizbarkeit der Augen, verbunden mit Lichtscheue und häufigem Tränen sowie trockenem Husten.
- Beim Scharlach häufig tritt eine Halsentzündung auf.

Bemerkt man diese Symptome, sollte man umgehend einen Arzt konsultieren und die Kinder im Haus lassen. Man kann ihnen bei Ekel und Neigung zum Erbrechen einige Tassen Holundertee mit Zucker oder Butter geben, wie bereits beschrieben. Ein leichtes Erbrechen befördert nämlich auf eine sehr heilsame Weise die Bildung des Hautausschlags, weil es die Säfte zur Haut leitet und das Verschließen der Poren verhütet.

Nach dem Erbrechen soll man die Kinder nur leicht zugedeckt im Bett behalten. Fühlen sie sich jedoch noch so kräftig, dass sie nicht gerne im Bett liegen bleiben wollen, gestatte man ihnen den Aufenthalt in einem mäßig warmen Zimmer.

Nach dem Ausbruch des Ausschlags lasse man sie viel Gerstenwasser mit **Holundersauerhonig (Nr. 9)** trinken. Löst sich jedoch darauf der Husten nicht, sondern bleibt er trocken, so lasse man sie die **Holunder-Brustküchlein (Nr. 16)** einnehmen.

Holundertee zum Gurgeln, mit etwas Honig vermischt, hilft gegen die den Scharlach begleitende Halsentzündung.

Gegen die *Augenentzündung bei Masern* gebraucht man den im Kapitel „*Augenentzündungen*" angegebene **Augenumschlag (Nr. 20)** und verdunkelt so gut wie möglich das Kinderzimmer, wodurch die große Reizbarkeit der Augen am leichtesten beseitigt wird.

Eine sorgfältige Beobachtung der Kinder während des Verlaufs und der Wiedergenesung bei Masern und Scharlach ist umso mehr nötig, weil die Kinder sonst leicht in sehr gefährliche Folgekrankheiten verfallen.

Wenn das Kind sich nämlich während der Krankheit in einem zu hellen Zimmer befand oder nach Abklingen der Beschwerden zu früh dem grellen Sonnenlicht ausgesetzt wurde, oder wenn es zu früh mit dem Lesen begonnen hat, so entsteht als Folge sehr leicht eine Eiterung der Augenlider. In diesem Behandlungsfehler liegt der oft unerkannte Grund von Augenschwächen vieler junger Menschen, die sie häufig ihr ganzes Leben lang behalten.

Außer den oben erwähnten Vorbeugungsmitteln, nämlich der Verdunkelung des Zimmers und dem Gebrauch des Augenwassers, ist nach der Krankheit zu empfehlen, die Anstrengung der Augen durch Lesen und dergleichen zu vermeiden. Bei starken Entzündungen des Augapfels und der Augenlider ist unbedingt ein Arzt zu Rate zu ziehen!

Eine andere gefährliche Folgekrankheit neben den Masern ist eine krankhafte Reizbarkeit der Lungen, die mit *Kurzatmigkeit, Reizhusten* und Brustschmerzen verbunden ist. Sie geht leicht in eine eiternde oder schleimige Lungenentzündung über.

Durch die Anwendung des beschriebenen Behandlungsverfahrens bei Lungenkrankheiten und den Gebrauch der **Holunder-Brustküchlein (Nr. 16)** sowie durch Aufenthalt in mäßiger Wärme und durch Vermeidung von kalter Luft und von Zugluft lässt sich auch diese Krankheit leicht heilen. Ist sie jedoch schon fortgeschritten, und löst sich der Husten nicht nach einigen Tagen, ist auch hier ein Arzt zu konsultieren.

Als Spätfolgen des Scharlachfiebers, wenn es nicht gut behandelt wurde, kommen häufig *Bauch- und Hautödeme* vor. Sie entstehen gewöhnlich dadurch, dass man die Kinder in der Zeit, wo sich die Haut abschuppt, zu rasch der freien Luft, besonders der Zugluft aussetzt, besonders wenn die Kinder, ohne sich selbst zu bewegen, in der freien Luft getragen oder gefahren werden.

Sobald man bemerkt, dass der blasse Urin des Kindes dunkler wird und zuletzt eine Farbe wie schwarzer Kaffee und einen dunkelbraunen Bodensatz annimmt, kann man die Entstehung dieser Schwellungen mit Sicherheit erwarten. Dann wird das Kind nach wenigen Tagen über den ganzen Körper oder nur am Bauch anschwellen.

Vermutet man, dass sich das Kind nach überstandenem Scharlach erkältet hat, behalte man es im Haus und versuche, durch den Gebrauch des Holundertees die Ausdünstung wieder herzustellen. Man beobachte aber dabei täglich den Morgenurin. Findet man darin die oben angegebene dunkle Farbe und den Bodensatz, wende man sofort die folgenden Mittel gegen die Wasseransammlungen in der Haut und dem Bauch an:

Mittel gegen Wasseransammlungen (Nr.25)

Man koche 3,5 Gramm getrocknete oder frische Holunderblüten mit 400 ml Süßmolke, seihe es durch und gebe dem Kind, je nach Alter und Stärke, alle 2 bis 3 Stunden eine halbe bis ganze Teetasse voll zu trinken.

Durch dieses Mittel zeigt sich mal früher, mal später, eine vermehrte Urinausscheidung. Oft bewirken die ersten Gaben Erbrechen und Abführen, und man muss in diesem Fall das Mittel ein oder zwei Tage lang aussetzen und dann mit einer niedrigen Dosis wieder neu anfangen.

Verdauungsbeschwerden

Verdauungsschwäche, Appetitmangel und Neigung zum Erbrechen, welche häufig nach überfülltem Magen auftreten, beseitigt man mit reinem Holundertee. Man kann ihn pur trinken oder mit zerlassener Butter vermischen.

Man bewirkt dadurch ein leichtes Erbrechen, durch welches man die unverdaulichen Stoffe ausscheidet und wodurch der Magen gereinigt wird. Anstelle dieses Mittels kann man auch, je nach Alter und der Leibesbeschaffenheit des Patienten, einen Teelöffel bis einen Esslöffel voll von der **Holunderkonserve (Nr. 1)** nehmen.

Sobald aber die unverdauten Stoffe bereits im Darmkanal angelangt sind, ist es nötig, sie nach unten abzuführen. Das erreicht man durch den

Gebrauch der in Molke gekochten **Holunderblüten**. Davon trinken Erwachsene ungefähr 400 ml. binnen einer Stunde bis zu zwei Mal.

Ein mehrere Tage lang anhaltendes gelindes *Abführen* bewirkt man im Frühjahr durch den schon früher beschriebenen Gebrauch der jungen **Holundersprossen**.

Gegen *Verdauungsschwäche, Sodbrennen, Aufblähen des Magens und Krämpfe* ist der aus **Holunderbeeren bereitete Wein (Nr. 17)** ein herrliches Mittel, wenn man davon täglich einige Male ein kleines Glas voll trinkt. Man kann mit Holunderwein auch folgendes sehr wirksames Magenmittel bereiten:

Magenarznei
(Nr. 26)

Kalmuswurzel, Ingwer, von jedem 14 Gramm,
Muskatnuss 0,8 Gramm,
Krauseminze 28 Gramm,
Rhabarber 3,5 Gramm.

Tue diese Bestandteile kleingeschnitten in eine Flasche, und gieße so viel von dem aus den **Holunderkernen bereiteten Wein (Nr. 19)** darauf, so dass er vier Finger hoch über den Ingredienzien steht. Man lässt den Wein einige

Tage in der Sonne oder an der Heizung stehen und seiht dann die Flüssigkeit ab, die man zum Gebrauch aufbewahrt.

Von diesem Wein nimmt man bei den obengenannten Symptomen täglich 4 bis 6 Mal 60 bis 100 Tropfen. Dieser Wein hilft bei Magenkrämpfen auch äußerlich, wenn man eine Scheibe Brot röstet, sie dann damit befeuchtet und warm auf den Magen legt.

Bei *Koliken*, die durch Erkältung, durch Genuss schwerverdaulicher Speisen und von Blähungen entstehen, ist der Gebrauch des einfachen **Holunderweins (Nr. 17)** sowie der oben angegebenen **Magenarznei (Nr. 26)** sehr wirksam.

Eine *Verstopfung* dagegen, die mit einer derartigen Kolik verbunden ist, muss man vorher durch den Gebrauch des Holundersaftes beheben, und man trinke erst danach den **Holunderwein (Nr. 17)**.

Diese beiden Mittel heilen die *Verstopfung*, während die **Magenarznei (Nr. 26)** diese eher vermehrt. Deshalb ist sie bei *Diarrhöen*, die von *Magen-Darm-Grippe* sowie bei Durchfällen, die von Erschlaffung der Eingeweide herrühren und oft wochenlang anhalten, ein sehr gutes Mittel.

Bei *Koliken*, die mit einem Völlegefühl im Unterleib, Kreuzschmerzen und mit Verstopfung verbunden sind, behebe man zuerst die Verstopfung durch den Gebrauch der **Holundermolke (Nr. 24)**, und danach man wende den **Holunderwein (Nr. 17)** vorsichtig an.

Wurmbeschwerden bei Kindern und Erwachsenen beseitigt man durch einen aus Holundersprossen nach folgender Vorschrift bereiteten Sirup:

Holundersprossensirup
(Nr. 27)

Man nehme von jungen Holundersprossen und -keimen so viel, wie man benötigt, um 250 Gramm Saft daraus zu pressen bzw. mit einem Entsafter herzustellen. Diesem setzt man 125 Gramm Zucker zu und lässt ihn bei gelindem Feuer bis zur Sirupdicke einkochen. Zuletzt fügt man jeweils 1,7 Gramm feingestoßenen Zimt und Nelken hinzu und hebt den Sirup zum Gebrauch auf. Von diesem Sirup gibt man Kindern, je nach ihrem Alter und ihrer Konstitution, ½ Teelöffel voll oder etwas mehr oder weniger. Erwachsene aber nehmen einen Esslöffel voll.

Die *Wurmschmerzen* bei kleinen Kindern vertreibt man leicht und schnell, wenn man ihnen etwas vom erhitzten **Holunderblütenöl (Nr. 11)** warm auf den Bauch einreibt.

Bei Epidemien von *Magen-Darm-Grippe* ist es als Schutzmittel zweckmäßig, morgens und abends **Holunderwein (Nr. 17)** oder eine alkoholische Holunderblütentinktur einzunehmen. Auch sollte man einen mit dieser Tinktur befeuchteten Lappen immer wieder auf den Bauch legen.

Gegen *Verstopfung* sind verschiedene Holunderzubereitungen sehr wirksam. Bei empfindlichen Personen bedient man sich des obigen **Sirups (Nr. 27)**. Es ist besser, wenn man davon geringe Dosen mehrere Tage nacheinander einnimmt, weil das Mittel auf diese Weise sanfter, sicherer und ohne Schmerzen wirkt, als wenn man eine große Gabe auf einmal verabreicht. Das würde ein stärkeres, aber den Körper schwächendes Abführen verursachen.

In manchen Gegenden ist es ein gebräuchliches *Abführmittel für Kinder*, ihnen früh nüchtern dünne Scheiben Weißbrot oder Semmeln, dick mit Holundersaft bestrichen, zu essen zu geben. Besonders den mit Zucker oder Honig bereiteten Saft nehmen die Kinder sehr gerne ein. Auch kann man Kinder, die verschleimt sind und oft unter Verstopfung leiden, einmal wöchentlich dieses Mittel geben, um die Ansammlung von Schleim und eventuell Parasiten zu verhüten.

Bei *Schmerzen, die von Hämorrhoiden herrühren*, und um sogleich die Ausleitung zu fördern, ist nichts zweckmäßiger, als ein Dampf- oder Sitzbad von Holunderblüten, die in Milch gekocht wurden. Zusätzlich kann man ein Tuch mit dieser Abkochung lauwarm auf die Hämorrhoiden legen.

Wenn dadurch keine abführende Wirkung eintritt, und wenn die verdickten Adern die Anwendung eines Klistiers verhindern, kann man den Kranken einige Male einen Löffel Holundersaft in Bier oder in Fleischbrühe geben. Dadurch wird bald die gewünschte Wirkung eintreten. Ein Umschlag von frischen, gequetschten Holunderblättern auf die verdickten Hämorrhoiden ist ebenfalls sehr wirksam.

Ödeme

Die verschiedenen Teile des Holunders, z. B. die jungen Keime und Sprossen, der eingedickte Beerensaft (in hohen Dosen), die Holunderbeerenkerne sowie die mittlere grüne Schale wirken stark auf den Stuhlgang. Sie haben daher bei Ödemen, wo es darauf ankommt, das angesammelte Wasser über den Kot und den Urin auszuscheiden, gewiss eine gute Wirkung. Trotzdem ist es sicherer, bei dieser Krankheit, wo man auf so viele Nebenumstände Rücksicht nehmen muss, einen Arzt zu Rate zu ziehen.

Dies ist umso mehr nötig, als es Beispiele gibt, wo eine stark ödematöse Person durch den Gebrauch der grünen Holunderrinde zwar von seinen Wasseransammlungen befreit wurde, aber bald darauf an einer Entzündung in den Eingeweiden starb, die auf die Entwässerung durch den heftigen Reiz des Abführmittels erfolgte. Man gebrauche auf keinen Fall ein Mittel aus Holunder, wenn der Kranke einen dunkelroten Urin ausscheidet!

Gebärmutterkrämpfe / Prä- und postmenstruelles Syndrom

Sie entstehen bei reizbaren, schwächlichen Frauen durch Ärger, Erkältung, Schreck usw., und sie treten zur Zeit der Menstruation ein. Sie bestehen hauptsächlich aus Krämpfen, nervösen Zuckungen, Kopfschmerzen und Neigung zum Erbrechen, und dagegen können Holunderarzneien mit großem Nutzen angewendet werden.

Gegen *Krämpfe und kolikartige Schmerzen vor dem Eintritt der Menstruation (Prämenstruelles Syndrom)* ist Holunderblütentee zweckdienlich. Dabei muss sich die Kranke aber hinlegen, so dass sie bei völliger Körper- und Gemütsruhe einer gleichmäßigen Wärme ausgesetzt ist. Die Krämpfe verschwinden, und die Blutung tritt ein, sobald die Ausscheidung über die Haut beginnt.

Bei *Ohnmachten* vor der Periode wird das bei Ohnmachten beschriebene Verfahren angewendet.

Bei *Erbrechen* während der Menstruation oder beim *postmenstruellen Syndrom* legt man eine Scheibe von geröstetem, mit **Magenspiritus (Nr. 26)** befeuchtetem Brot auf den Bauch.

Gegen *Krämpfe und Kopfweh während der „kritischen Tage“* verabreicht man alle 2 Stunden ungefähr 30–60 Tropfen vom **Magenspiritus (Nr. 26)** oder vom **Holunderbeerwein (Nr. 17)**.

Gicht und Gelenkschmerzen

Als Vorbeugungsmittel ist ebenfalls der **Holunderbeerwein (Nr. 17)** sehr bewährt.

Die *Entzündung* und die *Schmerzen bei der Gicht* und anderen Gelenkproblemen mildert ein Umschlag von frischen, gequetschten Holunderblüten oder Holunderblättern.

Die *Geschwulst*, welche nach einem Gichtanfall zurückbleibt, zerteilt man am leichtesten durch frische Holunderblätter, die man ungequetscht in die Strümpfe legt und, wenn sie trocken geworden sind, durch frische ersetzt. Oder man nimmt in deren Ermangelung die grüne, geschabte Holunderrinde.

Gebrauch des Holunders gegen äußerliche Krankheiten

Gegen *Entzündungen* in einzelnen Körperteilen, die nicht eitern, gebraucht man den **Holunderessig (Nr. 7)**, je nach Empfindlichkeit des kranken Teils pur oder mit Wasser vermischt, um sie einzudämmen.

Er ist besonders wirksam bei Entzündungen und *Hämatomen*, die durch einen Stoß oder Fall verursacht wurden. Auch bei *Schürfwunden* sowie bei kleinen *Schnittwunden*, die man ohne Eiterung heilen kann, empfiehlt sich die Anwendung dieses Essigs.

Man lässt diese Wunden, wenn die Blutung nicht zu stark ist, ausbluten und befördert auch das Bluten durch Eintauchen in lauwarmes Wasser. Quillt aber das Blut in großer Menge aus den zerschnittenen Gefäßen, so macht man einen Umschlag mit kaltem **Holunderessig (Nr. 7)** auf die Wunde. Anschließend verbindet man sie fest mit einem mit diesem Essig befeuchteten Verband, der bis zum Aufhören der Blutung immer wieder damit benetzt wird.

Sollte jedoch auch dadurch die Blutung nicht bald aufhören, muss man rasch die Hilfe eines Arztes in Anspruch nehmen.

Hat jemand an einem Finger einen dauerhaften, ohne äußere Verletzung entstandenen, sich allmählich vergrößernden Schmerz, so kann man dieses Übel beheben, wenn man den Finger, bevor er sehr rot und geschwollen ist, eine Zeitlang in heißen **Holunderblütenessig (Nr. 7)** hält, bis der Schmerz nachlässt.

In der Zwischenzeit, wenn man den Finger nicht in den Essig hält, belegt man ihn mit gequetschten Holunderblättern oder abgeschabter grüner Rinde. Vermehrt sich aber dennoch beim Gebrauch dieser Mittel der Schmerz und entstehen Röte und Geschwulst, so erkennt man daran, dass die Entzündung in Eiterung übergehen will. Zu deren Beschleunigung hält man den Finger in warme Holunderblütenmilch.

Es ist jedoch gut, wenn man die Schwellung, sobald der Schmerz anfängt, klopfend zu werden (besonders wenn das Geschwür tiefer unter einer schwieligen Haut oder in der Nähe der Sehnen und Knochen liegt) durch einen Arzt öffnen lässt und nicht wartet, bis es von selbst aufbricht. Man erspart sich dadurch viele Schmerzen und wendet Knochenfraß und eine etwaige Steifheit des verletzten Fingers ab.

Die nach manchen äußerlichen Krankheiten an den Gliedmaßen zurückbleibende wässrige Geschwulst, z. B. nach *Knochenbrüchen*, *Verrenkungen* usw., heilt man durch den Gebrauch der Holunderblätter und -schale auf die im Kapitel „Gicht" angegebene Weise.

Bei *Stichwunden*, die stark schmerzen sowie bei Wunden der Adern und Sehnen, besonders, wenn sie von Stichen herrühren, ist das gekochte **Holunderblütenöl (Nr. 11)** ein sehr gutes Mittel. Man erwärmt es und reibt es dann alle zwei bis drei Stunden um die Wunde herum ein. Das Glied selbst muss man möglichst biegen, damit die verwundeten Sehnen oder Nerven nicht angespannt werden.

Bei *Vereiterungen* und *Geschwüren*, die weder schmerzhaft noch entzündet sind, kann man anstatt aller anderen Pflaster und Salben die folgende Salbe verwenden. Sie wird auf ein Tuch gestrichen und täglich 1 oder 2 Mal aufgelegt, je nachdem, ob die Eiterung stark oder gering ist:

Wundsalbe (Nr. 28)

Man drückt aus frischen Holunderblättern den Saft aus[7], vermischt ihn mit gleichen Teilen Holunderblütenöl und kocht die Mixtur unter ständigem Umrühren (mit einem hölzernen Spatel), bis alle Wässrigkeit verdampft ist.

Dann nimmt man:

Von diesem Öl 60 Gramm,
echtes Terpentinöl 30 Gramm,
Bienenwachs 15 Gramm,
pulverisiertes Eisenoxid[8] 1,7 Gramm.

Man kocht die Mischung unter stetem Umrühren bei gelindem Feuer bis zur Dicke einer Salbe ein.

Ein sehr gutes Mittel bei tiefen, *veralteten Geschwüren*, die einen stinkenden Eiter von sich geben und verhärtete Ränder haben, sind frische, gequetschte Holunderblätter oder die grüne Rinde des Holunders in und um das Geschwür herum zu legen.

---

[7] z. B. mit einem Entsafter. (Anm. Frank-Daniel Schulten).

[8] Im Original wird Grünspan verwendet. Eisenoxid ist jedoch genauso wirksam, ohne potentielle schädliche Nebeneffekte. (Anm. Frank-Daniel Schulten).

Anfangs werden dadurch zwar die Entzündung und der Schmerz vermehrt. Das legt sich indessen nach einigen Tagen, und nachdem das Geschwür eine Menge eines scharfen, wässrigen Sekrets abgesondert hat, verschwindet die Geschwulst. Die dicken Ränder um das Geschwür herum schmelzen ab, und die Eiterung wird gutartig.

Ich habe durch dieses Mittel mehrere alte Schäden heilen gesehen. Besonders einen Fall werde ich nie vergessen, bei dem durch ein in die Fußsohle gestoßenes Stück Glas eine solche Entzündung und Eiterung an Fuß und Unterschenkel entstanden war, dass man den schlimmsten Ausgang befürchten musste. Aber durch den Gebrauch der frischen und gequetschten Holunderblätter änderte sich alles in nur wenigen Tagen zum Besten. Es erfolgte bald eine reichliche, gutartige Eiterung, durch welche der Glassplitter ausgetrieben wurde.

Hat man keine frischen Blätter, verwendet man die grüne Holunderrinde oder getrocknete Holunderblätter und pulverisiert sie. Zum Gebrauch mischt man dann 1 Teil des Pulvers unter 2 Teile einer neutralen Salbengrundlage (aus der Apotheke), welche man auf ein Tuch streicht und mit der man das Geschwür verbindet.

Leichtere Grade von Verbrennungen, bei denen noch keine Blasen vorhanden und die fleischigen Teile nicht zerstört wurden, heilt man einfach durch Umschläge mit **Holunderblütenessig (Nr. 7)**, den man, je nach dem Grad der Empfindlichkeit, mit 1 oder 2 Teilen Wasser vermischt und dann auflegt, bis die Hitze und der Schmerz verschwunden sind.

Bei Verbrennungen von größerem und tieferem Umfang, mit Zerstörung der weichen Teile und großer Entzündung, mischt man, um zuerst den Schmerz zu stillen, gleiche Teile von **Holunderblütenöl (Nr. 11)** und Sahne. Die Mischung schüttelt man gut durcheinander, streicht sie dick auf Tücher und legt sie immer wieder auf die verbrannten Teile, bis der Schmerz gemildert wird.

Dann nimmt man, um der Vereiterung zuvorzukommen oder die bereits entstandene zu mäßigen, gleiche Teile **Holunderblütenöl (Nr. 11)** und Kalkwasser, vermischt es gleichmäßig und verbindet die Stelle damit.

Bei wirklicher Eiterung aber verbindet man die betroffene Stelle mit einem Tuch, das mit der

Heilsalbe (Nr. 3) bestrichen ist. Wenn die Eiterung aber in ein übles Geschwür ausarten sollte, mit der **Wundsalbe (Nr. 28)**.

Leichte *Erfrierungen*, bei denen der Körperteil lediglich vom Frost ausgekühlt ist, ohne wirklich erfroren zu sein, heilt man durch Auflegen von geschabter grüner Holunderrinde.

Gegen *Frostbeulen* aber, die sich entzünden und schmerzhaft werden, gebraucht man das **Heilöl (Nr. 4)**.

Gegen *Frostschäden* überhaupt, sie mögen aufgebrochen sein oder nicht, ist dieses Mittel sehr bewährt:

Umschlag bei Erfrierungen
(Nr. 29)

Man nimmt gleichviel Holunderblüten und Bilsenkrautblätter, kocht sie mit Milch zu einem dünnen Brei und legt diesen jeden Abend auf den Frostschaden so lange lauwarm auf, bis er erkaltet ist. Man kann denselben Brei einige Abende wieder aufwärmen und erneut verwenden.

Bienen- und Wespenstiche beseitigt man durch Auflegen gequetschter Holunderblätter oder durch den Gebrauch des **Heilöls (Nr. 4)**, in welchem etwas Salz aufgelöst wurde.

Jiaogulan
„Chinas Pflanze der Unsterblichkeit“

Dr. Michael Blumert & Dr. Jialiu Liu

„Wie Ginseng. – Nur viel, viel besser!“

In abgelegenen Regionen Chinas gibt es Gegenden, in denen die Bewohner außergewöhnlich alt werden. Dabei erfreuen sie sich stets bester Gesundheit. Krebs, Herz-Kreislauf-Probleme und viele andere Krankheiten sind kaum bekannt. Man führt diesen Effekt darauf zurück, dass die Einheimischen täglich eine bestimmte, tiefgrüne Wildpflanze zu sich nehmen. Ihr Name lautet *Jiaogulan.*

Zahlreiche wissenschaftliche Forschungen bestätigen: Dieses unscheinbare Kraut besitzt außerordentliche vorbeugende, verjüngende und heilende Eigenschaften. Jiaogulan ist unter anderem besonders reich an Saponinen. Diese Substanzen sind auch die Hauptwirkstoffe des Ginsengs. Während im Ginseng jedoch lediglich 28 verschiedene Saponine nachgewiesen sind, verfügt Jiaogulan über die beeindruckende Menge von 82 dieser wertvollen Inhaltsstoffe! – Einige davon sind sogar völlig identisch mit denen des Ginsengs!

Dieses Buch beschreibt Geschichte und Anwendung dieser kostbaren Pflanze. Besonderer Wert wird auf die ausführliche Darstellung wissenschaftlicher Studien gelegt. Sie beweisen nämlich eindeutig: Jiaogulan heilt zahlreiche Krankheiten und stärkt das Immunsystem. Er ist zugleich ein wunderbares Anti-Aging-Mittel. Er verlangsamt den Alterungsprozess und hält den Körper gesund und fit bis ins hohe Alter. Darüber hinaus steigert Jiaogulan die physische Leistungsfähigkeit. Deswegen wird er bereits von vielen Sportlern verwendet, die ihre Fitness damit deutlich verbessern! In einem speziellen Kapitel zeigt Heilpraktiker Weicker, wie man Jiaogulan mit Ling Zhi kombinieren und täglich einnehmen kann. So verstärken beide Pflanzen ihre Wirkung sogar gegenseitig!

ISBN: 9783932961-33-5
Ca. 136 Seiten, Paperback, mit Abbildungen.

Dr. Conrad Anton Zwierlein
Dr. Leopold Großberger
Frank-Daniel Schulten

Heilwunder Eiche
Superfood und traditionelle Naturapotheke bei Magen-Darm-Beschwerden und vielen anderen Leiden

Ob Rinde, Blätter, Wurzeln, Misteln oder Eicheln: In jedem Teil der Eiche verbergen sich kostbare Heilkräfte. Der Bad Brückenauer Badearzt Dr. Conrad Anton Zwierlein sammelte 1824 in diesem Buch seine langjährigen Erfahrungen mit all diesen pflanzlichen Mitteln.

Er beschreibt darin seine Heilerfolge bei Hautkrankheiten, Magen-Darm-Beschwerden, rheumatischen Leiden, Hämorrhoiden, Pilzerkrankungen, Infektionen, Unterleibsbeschwerden, Inkontinenz, offenen Beinen oder Entzündungen im Mundraum sowie die Anwendung zur Entgiftung und Steigerung der Potenz.

Insbesondere die Wiederentdeckung des Eichelkaffees als einheimisches Superfood macht dieses Buch besonders wertvoll.

Zwierleins Standardwerk erscheint hier zum ersten Mal in modernisierter Form, erweitert um zusätzliche Rezepte. Ergänzt wird es durch die Schrift des berühmten mittelalterlichen Arztes Arnaldus von Villanova über die Heilkräfte der Eiche.

Paperback, 116 Seiten
Preis: EUR 14,90, zzgl. Porto.
ISBN: 978-3-932961-46-5.